Du même auteur, aux éditions Leduc.s

Élever un garçon, mission (im)possible !, 2017
Soupes maison, c'est malin, 2015
Frères, sœurs : guérir de ses blessures d'enfance, 2015
C'est un garçon !, 2014
C'est une fille !, 2014
Apprendre la guitare, c'est malin, 2014

La photographie de couverture correspond à la recette p. 112, « Dorade au four ».

Conseil éditorial : Florence Le Bras
Suivi éditorial : Clémentine Sanchez
Maquette : Sébastienne Ocampo
Illustrations : Fotolia

29 boulevard Raspail
75007 Paris – France
ISBN : 979-10-285-0405-2
ISSN : 2427-7150

ALIX LEDUC

MES PETITES RECETTES MAGIQUES OBJECTIF CORPS DE RÊVE

POCHE
LEDUC.S

SOMMAIRE

INTRODUCTION

Elles sont belles, minces, fermes, lisses, élégantes, élancées, gracieuses… Bref, elles ont un corps de rêve. De qui parlons-nous ? De ces femmes éblouissantes que nous admirons dans les pages des magazines, sur les podiums des défilés, dans les séries télévisées. Et lorsque nous croisons dans notre miroir notre silhouette, nous avons un vrai coup de blues. Devons-nous nous résigner à supporter nos petits défauts ? Ou nous acharner à les gommer au prix de contraintes pénibles ? Ni l'un ni l'autre ! Prendre soin de son corps, c'est important pour le moral, pour la confiance en soi. Mais à condition de commencer par s'aimer et se faire plaisir. Alors on bannit les mots terriblement réducteurs comme « régimes », « efforts », etc., et on décline les mots du bonheur comme « saveurs », « plaisirs ». Ça marche. On parie ?

10 CONSEILS À SUIVRE POUR S'OFFRIR LE CORPS QUE L'ON MÉRITE

1. APPRENEZ À AIMER VOTRE CORPS ET CHANGEZ VOTRE REGARD

De quel corps rêvez-vous ? Faisons le point !

Qu'est-ce c'est, un corps de rêve ? Celui qui est glorifié par les magazines féminins, limite irréel ? Ou bien celui que vous avez perdu, la faute à une mauvaise alimentation, au manque de sport, aux kilos qu'on laisse s'installer, aux grossesses successives, au temps qui passe ?

Il est essentiel de vous mettre au clair avec cet « idéal » pour distinguer ce qui est de l'ordre du fantasme et ce qui peut être un objectif réaliste à atteindre.

Ce corps que vous imaginez, est-il compatible avec votre morphologie, votre âge, votre état de santé ?

Regardez-vous dans le miroir et soyez honnête avec vous-même en dressant vos points faibles, ceux sur lesquels vous pouvez agir vraiment, sans vous rendre malade ou malheureuse (ou les deux).

Votre poids

Fixez-vous de vrais objectifs, raisonnables, en calculant combien de kilos vous souhaitez perdre et comment.

Faites l'état des lieux en calculant votre IMC (indice de masse corporelle) pour savoir si votre poids est adapté à votre taille. Cet indice, reconnu par les autorités mondiales de santé, est un indicateur permettant de déterminer la corpulence d'une personne.

- IMC entre 18 et 25 = poids normal.
- IMC entre 25 et 30 = surpoids.
- IMC entre 30 et 35 = obésité.

Mode d'emploi : l'IMC est calculé en divisant le poids par la taille au carré.

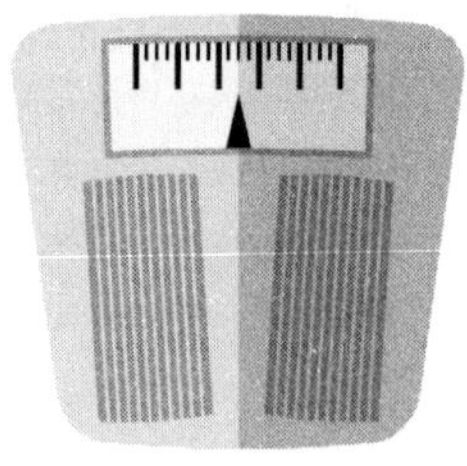

Par exemple, si vous mesurez 1,70 m et pesez 70 kg, votre IMC est de :
70/1,70 × 1,70 = 24,22. Votre poids est donc normal pour votre taille.

Attention !
Quelques kilos superflus réticents à disparaître malgré vos efforts, peuvent avoir pour cause une pathologie qu'il faut dépister. Une thyroïde paresseuse, par exemple. Demandez un bilan sanguin à votre médecin pour vérifier que tout va bien.

Quelques kilos superflus, lorsqu'ils sont judicieusement répartis donnent une silhouette épanouie, pulpeuse, que les hommes adorent… Alors faut-il vraiment les perdre ?

LA BALANCE : AMIE OU ENNEMIE ?

La balance permet de faire le point de ses progrès ou de ses écarts… Mais attention à l'obsession : se peser trop souvent peut devenir un poids ! Et décourager, démotiver, induire en erreur (on a fait plein d'efforts et on n'a pas perdu un gramme ?)…
Fixez-vous un rendez-vous hebdomadaire, toujours à la même heure. En vous promettant de ne pas dramatiser si la balance vous annonce une mauvaise surprise !
De toute façon, n'oubliez pas qu'une perte de poids trop rapide n'est pas le but recherché (pour tout reprendre très vite, parfois avec un ou deux kilos en prime !). Faites-vous confiance, ne vous torturez plus avec la minute vérité de la balance. Se peser est une indication, la balance est un outil, pas un objet de souffrance !

Votre silhouette

Votre poids est normal, mais votre corps ne vous plaît pas ? Un peu d'exercice musclera et galbera votre corps, affinera votre silhouette, redressera vos épaules en mettant en valeur votre poitrine.

Définissez donc des objectifs réalisables : votre poids de forme, mais aussi un tour de taille, un tour de hanches harmonieux, des bras plus fermes, etc.

Et apprenez aussi à voir vos atouts. Encore une fois, un corps de rêve n'est pas forcément mince ! Soyez fière de vos formes, mettez-les en valeur !

Prendre soin de son corps, le traiter avec douceur et respect, est le meilleur moyen de s'accepter et de se sentir belle. Interdiction de se flageller, de s'imposer une diète stricte (et inefficace !) et de se dévaloriser en permanence… Un corps de rêve est un corps épanoui !

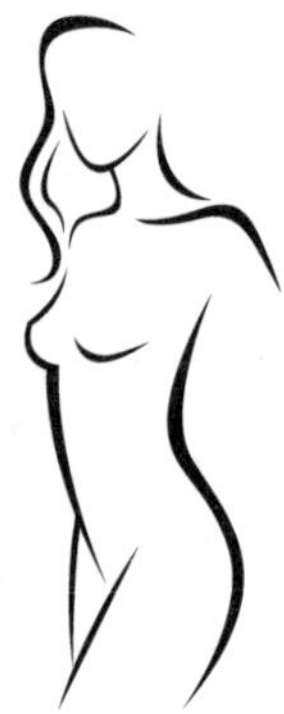

LA POUPÉE BARBIE® SE CASSE LA FIGURE

Le mythe de la poupée aux mensurations idéales (et qui a tant fait rêver, fantasmer, culpabiliser les petites filles, leurs mères et tous les autres !) est tombé de son piédestal ! Un infographiste a comparé ses mensurations de rêve à l'Américaine moyenne et le résultat est sans appel : Barbie® et sa plastique de rêve sont une vaste supercherie !

Quelques exemples ? Prenez son cou, il est deux fois plus long et 15 cm plus fin que celui d'une femme normale. Et ses pieds, mis en valeur dans ses escarpins scintillants ? Ses chevilles font la taille de celles d'un enfant de trois ans. Pour avancer, la belle blonde serait obligée de se déplacer à quatre pattes... Moyen glamour ! Enfin, arrêtons de nous pâmer devant sa taille de guêpe, tellement fine, à peine 40 cm (plus petite que sa tête !), qu'elle n'aurait pas la place d'y loger tous ses organes.

La fin d'un mythe ? Et c'est tant mieux, car en 2016, la firme Mattel a eu la bonne idée de lancer sur le marché de nouveaux modèles en version, cette fois, « ronde », « petite » ou « menue »... Plus proches de nous, quoi !

LES JUSTES PROPORTIONS D'UN CORPS DE RÊVE

Pour calculer les bonnes proportions, on divise le tour de taille par le tour de hanches, et on doit obtenir un chiffre inférieur à 0,8.

Quelques tours de tailles « célèbres » :

- Elisabeth d'Autriche, dite Sissi, avait un tour de taille de 51 cm ;
- Brigitte Bardot avait un tour de taille de 57 cm (poitrine : 91 cm ; hanches : 89 cm) ;
- Marilyn Monroe avait un tour de taille de 62 cm (poitrine : 92 ; hanches : 88).

2. CHASSEZ LES TOXINES !

Vous vous sentez lourde, ballonnée, voire boudinée, et remettez en cause vos mauvaises habitudes alimentaires ? C'est le moment d'offrir à votre organisme (corps ET peau !) les aliments détox dont il a besoin, pour le purifier et pour booster le fonctionnement de tous les organes.

Les toxines sont des substances toxiques produites par des bactéries à la suite d'une alimentation trop riche en lipides et en glucides. Elles empêchent l'organisme d'éliminer les graisses, favorisant leur stockage et entraînant une prise de poids sur le long terme.

Pour chasser ces toxines, consommez en priorité des fruits et légumes, aliments détox par excellence, riches en fibres, antioxydants, eau, vitamines et minéraux. Apprenez par cœur la liste qui suit (à retrouver un peu plus loin dans les recettes !).

Le best of des fruits détox

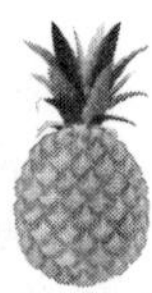

L'ananas : un brûle-graisses naturel

Il est notre grand allié diététique plaisir ! Avec seulement 52 calories pour 100 g, ce coupe-faim reconnu est aussi un « brûleur de graisses » naturel. En effet, il cache une arme secrète anticellulite : la broméline. Cette enzyme magique a un pouvoir drainant permettant de diminuer la rétention d'eau et les mauvaises surprises qui vont avec…

L'avocat : un ami qui nous veut du bien

L'avocat a longtemps été banni parce que trop gras et trop calorique (160 calories pour 100 g). On l'aimait, mais on s'en privait, trop dangereux pour la ligne… Célébrons son *come-back*, car après des lustres à s'éviter, on va être amenés à beaucoup se fréquenter, et régulièrement !

En effet, les récentes études sont formelles : l'avocat regorge de bienfaits pour notre corps ET pour notre ligne. D'abord parce qu'il contient du glutathion, un antioxydant favorisant l'élimination des toxines. Mais aussi parce que, très riche en fibres, il va nous aider à réguler un transit paresseux, à contrôler la glycémie, à augmenter le « bon » cholestérol et à faire baisser le « mauvais ». Enfin, il va nous éviter les fringales les plus dangereuses en nous apportant une vraie sensation de satiété à chaque bouchée.

Le citron : un fruit multifonctions !

LE fruit détox par définition, cet agrume a tout bon ! Diurétique, il favorise l'élimination des toxines liées à la graisse et à l'alcool, stimule l'activité rénale, active le drainage du foie, nettoie le système digestif, favorise la digestion… À consommer sans modération !

Le kiwi : petit en taille, il a tout d'un grand pour nous aider à mincir…

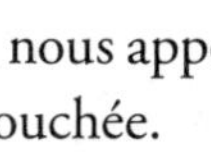

Riche en fibres insolubles, il permet de lutter contre les problèmes de constipation en douceur et nous épargne ballonnements et problèmes de digestion. Peu calorique, il a un effet rassasiant qui en fait un coupe-faim idéal, véritable boosteur d'énergie (il contient deux fois plus de vitamine C qu'une orange !).

La pomme : elle est à croquer !

Avec seulement 80 calories pour 100 g, la pomme est aussi un excellent coupe-faim qui, de plus, oblige à prendre le temps de la mâcher. Sa forte teneur en fibres, dont la pectine, permet de réduire l'absorption des graisses, de faciliter le transit et de lutter contre le cholestérol.

Et plutôt que de l'éplucher et de perdre une bonne partie de ses bienfaits (qui se nichent, essentiellement, dans sa peau), croquez-la à pleines dents, à condition qu'elle soit bio et bien lavée !

Le pamplemousse : un cocktail de bienfaits

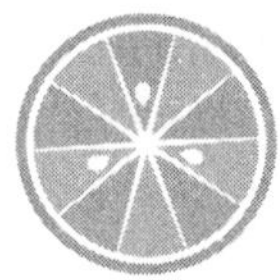

Très peu calorique (50 calories pour 100 g), le pamplemousse est gorgé de vitamines et de fibres et a un fort pouvoir rassasiant. Il veille sur notre organisme en chassant les toxines et les métaux lourds, et en stimulant les sécrétions digestives. Cet agrume, que l'on peut consommer en entrée ou en dessert, ne contient ni lipides, ni cholestérol, ni sodium.

Le best of des légumes détox

L'artichaut : l'ami du foie

Véritable allié minceur, il est connu pour sa capacité à nettoyer l'organisme. Avec seulement 50 calories pour

100 g, ce diurétique hors pair stimule les reins et le foie, augmente le travail de la vésicule biliaire et facilite la digestion des graisses. Riche en protéines et en fibres, il procure un effet rassasiant qui en fait un coupe-faim de choix. Qui dit mieux ?

L'asperge : pour un drainage tout en douceur…

Très pauvre en calories (20 calories pour 100 g), l'asperge est composée à 92 % d'eau. Diurétique naturel, elle stimule le fonctionnement des reins et favorise l'élimination des toxines. Ses pointes, en particulier, ont des propriétés drainantes. À savourer en salade ou sautées, avec un peu de gros sel… Un délice !

La betterave : le légume purificateur !

Ce tubercule a tout pour plaire ! Outre le fait qu'il renferme une incroyable quantité de vitamines, de fibres et d'antioxydants, il est aussi très peu calorique et a la bonne idée de contenir de la bétacyanine, un antioxydant qui préserve et purifie le foie. Riche en potassium, la betterave est un diurétique naturel favorisant le drainage rénal et aidant le corps à traiter les déchets de l'organisme.

La carotte : pour une belle ligne et une belle peau, du 2-en-1 !

Sa forte teneur en bêta-carotène en fait un bouclier de choc pour combattre les radicaux libres. Riche en minéraux (potassium, magnésium, calcium), en vitamines et en fibres, la carotte favorise le drainage rénal et stimule le transit intestinal.

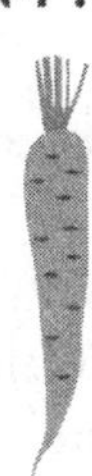

Enfin, parmi tous ses atouts, elle veille à la qualité de notre peau… À quoi bon vouloir un corps de rêve si la peau n'est pas, elle aussi, au top ?

Le céleri : un atout silhouette trop méconnu…

Constitué à 90 % d'eau, le céleri est peu calorique (seulement 18 calories pour 100 g), et ses nombreuses fibres régulent le transit et permettent de lutter contre la constipation. De plus, il est diurétique et dépuratif. À consommer cuit à la vapeur ou à l'eau, ou cru (mais pas en version rémoulade hyper-calorique !).

Les choux : chouchous de la détox

Brocoli, chou-fleur, choux de Bruxelles, chou romanesco, kale… Ces légumes de la famille des crucifères sont d'excellents antioxydants qui détiennent un ingrédient clé : le sulforaphane, un chasseur de toxines hors pair. Avec une mention spéciale pour le brocoli, qui en détient le plus ! Avec 22 calories pour 100 g, le chou ne veut que du bien à notre balance. En effet, grâce à sa forte teneur en fibres, il nous aide à nous sentir rapidement rassasiés et dynamise un transit au ralenti…

Bon à savoir : le chou cru contient autant de vitamine C que l'orange. À croquer tout juste cuit, à la vapeur, ou sauté.

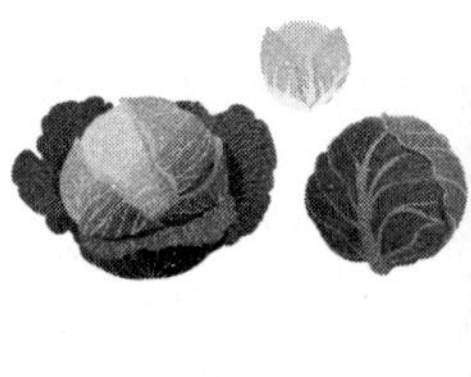

L'épinard : le balai de l'estomac !

Délicieux consommé cru (en salade, pour profiter pleinement de ses bienfaits) ou cuit, il est le champion de la détox ! Gorgé de vitamines et de minéraux, il a l'avantage d'être très peu calorique (à condition de ne pas le baigner dans la crème fraîche !) et de procurer le nettoyage de printemps que réclamait votre organisme depuis une éternité...

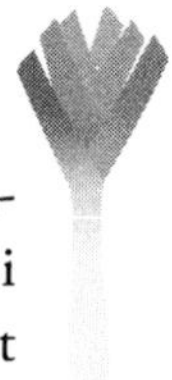

Le poireau : objectif ventre plat !

Riche en eau (90 %), donc très peu calorique (environ 30 calories pour 100 g), le poireau est aussi connu pour nettoyer les intestins grâce à son apport en fibres. Il participe à l'élimination rénale grâce à son taux élevé de potassium et à son taux de sodium très bas. Enfin, c'est un légume spécial antirétention et antiballonnements... À adopter tout de suite !

BUVEZ POUR ÉLIMINER LES TOXINES !

Un organisme peu ou mal hydraté retient les toxines. Pour les éliminer, buvez au moins 1,5 litre d'eau par jour. N'attendez pas d'avoir soif, gardez votre bouteille d'eau à portée de main.
Astuce : pensez à boire un verre d'eau avant de vous mettre à table, effet rassasiant garanti !

Que boire ?

- De l'eau, la boisson idéale pour contribuer à l'élimination des toxines.
- Du thé vert. Gorgé d'antioxydants, le thé vert est aussi un diurétique et un brûle-graisses reconnu. Consommé régulièrement (trois tasses par jour en moyenne), le thé vert permettrait aussi de réduire notre tour de taille et de lutter contre la rétention d'eau. Enfin, c'est un excellent coupe-faim, bouclier à brandir quand un dérapage-grignotage s'annonce !

BUVEZ POUR ÉLIMINER LES TOXINES ! (SUITE)

Parmi les multiples variétés de thés verts, optez pour le thé vert matcha, l'un des plus riches en antioxydants et très riche en chlorophylle, un détoxifiant puissant !
- Des tisanes bio.
- Des jus détox bio.

Les boissons à éviter : le café, l'alcool, les sirops de fruits, les sodas, même *light* (ils entretiennent l'appétence pour le sucré), les boissons gazeuses si vous avez un côlon sensible.

3. HARO SUR LE GRIGNOTAGE !

Picorer un paquet de bonbons devant la télé, craquer pour un croissant vers 11 heures du matin, dévorer la baguette en rentrant chez soi le soir… Autant de calories qui font fléchir l'aiguille de la balance.

Identifiez vos besoins

Pourquoi grignotez-vous ? Vous avez faim ? Vous avez envie de manger ? Vous ne savez pas résister à la gourmandise ? Pour faire la différence, soyez à l'écoute de votre corps.

La faim

10 heures 25. Le petit-déjeuner semble déjà loin, vraiment loin. Vous n'êtes pas sûre de pouvoir tenir jusqu'au déjeuner. Vous craignez même de tomber d'inanition ! Il

vous semble donc obligatoire, voire vital, d'engloutir une barre chocolatée pour récupérer des forces.

Si votre estomac fait des gargouillis, si vous avez des sensations de tiraillements et de creux, si vous vous sentez faible, c'est que vous avez faim. Votre organisme réclame l'énergie dont il a besoin pour fonctionner correctement.

Petite mise au point : le « je crève de faim » en milieu de matinée/d'après-midi, début/fin de soirée, recouvre plusieurs possibilités. Et il va falloir apprendre à les décoder, en toute honnêteté ! Votre estomac crie-t-il réellement famine ? Si tel est le cas, il va falloir revoir et corriger vos menus pour établir un plan d'attaque (voir « Offrez-vous un petit-déjeuner complet chaque matin », p. 22, et « Prenez vos repas à heures fixes », p. 23).

L'envie de manger

Ce n'est pas le corps qui est en demande, mais la tête. Les raisons de cette envie de manger sans faim peuvent avoir diverses origines : soit vous avez besoin de compenser des émotions négatives telles que le stress, la tristesse, la colère, l'ennui, le manque affectif ; soit vous sentez une odeur qui réveille vos sens et vous appelle ; soit vous mangez par habitude parce que votre cerveau vous envoie le signal qu'il est l'heure de manger. Cette envie de manger correspond davantage à un réflexe, très bien illustré par cette habitude de grignoter devant la télévision.

Le grignotage nuit à un corps de rêve, car on craque rarement pour un bâtonnet de carotte *light*. On préfère le gras, le sucré, le lourd ! D'accord, mais ne culpabilisez pas si vous avez cédé à la gourmandise plaisir.

C'est même sain de s'autoriser quelques écarts, de temps en temps. J'ai bien dit de temps en temps ! Vous rêvez d'une religieuse au chocolat ? Inutile de vous l'interdire et de vous sentir tellement frustrée que, du coup, vous risqueriez de craquer sur le premier sachet de chips venu, par dépit. Accordez-vous ce plaisir en toute conscience, prenez le temps de le sa-vou-rer. Vous mangerez légèrement au repas suivant, histoire de rattraper votre écart en rééquilibrant vos menus !

5 ASTUCES ANTIGRIGNOTAGE

1. Offrez-vous une collation

D'accord, vous avez vraiment faim. Comment ne pas prendre de risque côté calories ? Mangez une pomme, un yaourt, une poignée d'amandes… Accordez-vous une vraie pause plaisir *light* et c'est reparti ! (Voir « Craquer malin, c'est possible ! », p. 26.)

2. Distrayez votre attention

… en brandissant des antistress comme les sudokus, les mots croisés, les albums de coloriages. Faites-vous couler un bain, passez un coup de fil à votre amie d'enfance, sortez votre tapis de yoga et faites quelques positions détente…

3. Buvez de l'eau !

Dit comme ça, ça paraît logique, mais on cherche tellement à ne pas manger qu'on en oublierait presque de boire ! Idéal pour se sentir rassasié, les kilos en moins…

5 ASTUCES ANTIGRIGNOTAGE (SUITE)

4. Apprenez l'art de résister

Car ces envies « irrépressibles » sont passagères. Non, ce coup de blues, ce coup bas de votre patron, ce coup de barre, n'auront pas raison de votre taille de guêpe. Vous êtes sur le point de vous ruer sur le distributeur de bonbons ? Respirez et foncez voir sur votre tablette cette petite jupe près du corps qui vous fait envie... Ce n'est pas le moment de flancher, pensez à vos hanches ! Et dans quelques minutes, vous pourrez être fière de vous, c'est tellement gratifiant de tenir et de réaliser que l'on a réussi à ne pas céder, que l'on garde le contrôle sur son corps, ses émotions et ses poignées d'amour...

5. Occupez votre bouche !

Et si vous mâchiez quelque chose sans prendre le risque de grossir ? En cas de craquage imminent, buvez un grand verre d'eau (la rengaine, certes, mais archi-efficace !). Pour varier les plaisirs (!), vous pouvez ajouter une rondelle de citron ou du gingembre râpé et, l'air de rien, vous transformez votre en-cas antifringale en boisson détox ! (Voir « Le citron : un fruit multifonctions ! », p. 13).

Un autre « 2-en-1 » à vous recommander et auquel on ne pense pas forcément : le brossage de dents. Imaginez : vous êtes devant votre écran (le mieux, c'est à la maison, mais c'est aussi réalisable au bureau), en train de saliver devant la recette d'un gâteau à la carotte, photo hyper-alléchante à l'appui. Dégainez brosse à dents et dentifrice (que vous emporterez désormais, dans une petite trousse, partout où vous irez !), direction le premier lavabo incognito que vous trouverez. En vous brossant les dents, vous faites une double bonne action : vous prenez soin de votre sourire ET le fluor vous fait passer l'envie momentanée de sucré ou salé...

Apprivoisez votre faim

Lorsque l'on mange trop léger, les risques de grignotage augmentent, c'est presque mathématique... Sur le long terme, pour avoir un corps de rêve, il est essentiel de ne pas s'affamer. Si vous contrôlez mal votre faim, revoyez votre alimentation.

Faites de vrais repas

Les nutritionnistes conseillent de prendre trois repas par jour.

Il vaut mieux vous caler avec un plat sain et consistant plutôt que d'engloutir un paquet de biscuits pour contenter votre ventre affamé à l'heure du goûter !

Offrez-vous un petit-déjeuner complet chaque matin

Règle numéro 1 pour mincir (et être en accord avec son corps) : bien démarrer la journée avec un petit-déjeuner complet. Sans pour autant se jeter sur des viennoiseries et chocolateries en tout genre, bien sûr !

Un fruit, un laitage, du pain (préférez le pain complet, riche en fibres et plus rassasiant) et une boisson chaude vous permettront de faire le plein d'énergie sans vous alourdir.

Vous pouvez aussi opter pour un bol de müesli bio agrémenté de fruits frais, ou d'un jus de fruits frais si vous êtes une adepte de la centrifugeuse !

SAUTER UN REPAS EST UNE FAUSSE BONNE IDÉE

Espérer maigrir plus vite en se serrant la ceinture et en sautant un repas est un très mauvais calcul. Perdez cette habitude qui veut plus de mal que de bien à votre ligne (ainsi qu'à votre moral et, surtout, à votre santé, à long terme…). Car on a souvent tendance à récupérer, voire doubler, les calories économisées en compensant au repas suivant !
Sauter un repas perturbe le métabolisme, et qui dit dérèglement, dit prise de poids… Non par esprit de vengeance, mais parce que c'est mécanique : notre organisme augmente ses réserves et stocke les graisses pour ne pas rester sur sa faim.

Prenez vos repas à heures fixes

Votre cerveau et votre estomac ont besoin de repères. À vous de les leur donner ! Un apport d'énergie irrégulier affole l'organisme, qui se met à stocker. Manger tout le temps le déstabilise, et il ne sait plus distinguer quand il a vraiment faim. En installant une certaine routine, votre cerveau va s'habituer à avoir faim à des horaires précis et non en dehors. Faites l'expérience et vous verrez, au bout d'une dizaine de jours, à quel point c'est vrai.

Dînez plus léger et plus tôt !

L'heure à laquelle on mange pourrait avoir une influence sur la régulation du poids et du métabolisme… C'est ce qu'affirme une étude en provenance d'Espagne, rapportée par *The National Library of Medicine*.

Dîner tôt (19 heures serait l'idéal !) permet au métabolisme digestif de se mettre au repos avant le coucher. À l'inverse, si vous dînez peu de temps avant d'aller dormir, votre digestion se fera nettement moins bien et les graisses risqueront d'être stockées. En décalant votre repas du soir à une heure plus éloignée du coucher, vous laisserez à votre corps le temps de digérer. Le sommeil doit être consacré à un travail de récupération, vous dormirez mieux ! (Voir « Dormez », p. 49.)

Donc, on dîne plus tôt, on oublie les plateaux télé et on privilégie des menus légers (une soupe de légumes, des protéines et zéro glucide !).

Mangez à votre faim

Ni trop, ni trop peu. Identifiez le sentiment de satiété qui apparaît au cours du repas. Vous n'avez plus faim ? Oubliez ce principe dépassé qui veut que l'on finisse son assiette ! Vous ne voulez pas gâcher ? Préparez de justes portions – on a souvent tendance à voir trop grand.

Si vous réduisez vos portions, veillez tout de même à manger à votre faim. Le but n'est pas de vous priver, mais de mieux manger, en adaptant votre alimentation. De plus, lors du repas suivant, vous risquez de stocker plus de graisses qu'en temps normal. Si vous mangez à votre faim et gardez une alimentation équilibrée, vous éviterez les petits creux de la journée.

QUE PENSER DE L'ADAGE : « IL FAUT SORTIR DE TABLE EN AYANT ENCORE UN PEU FAIM » ?

Certains nutritionnistes recommandent de sortir de table avec une petite sensation de faim. Cependant, c'est aussi prendre le risque d'être tentée de grignoter en plein milieu de l'après-midi ou de craquer en rentrant le soir, à la maison, sans avoir pu tenir jusqu'au dîner...

CONSEILS PRATIQUES POUR RASSURER VOTRE CERVEAU

Un steak de 100 g, c'est riquiqui dans une grande assiette... Votre cerveau se sent frustré au premier coup d'œil. Alors trompez-le !

- Présentez les aliments dans de petites assiettes : vous diminuez vos rations, vous mangez moins, vous perdez du poids.
- Servez à l'assiette : pas de possibilité de vous resservir. Cette astuce peut être appliquée au quotidien pour manger à sa faim, mais pas plus. Vous réduisez progressivement vos rations et vous vous rapprochez ainsi de votre objectif !

À LA SOUPE !

Démarrer son repas par un bol de soupe permet de se sentir rassasiée et de limiter les excès.

Dégustez-la aussi en plat principal le plus souvent possible, car elle ne veut que du bien à votre silhouette et à votre santé !

Quelques arguments de choc pour vous convaincre définitivement de vous convertir à la soupe matin, midi et soir (ou presque !) ?

- Elle est riche en fibres et favorise l'élimination et le transit.
- Elle est gorgée de minéraux et de vitamines.
- Elle ne fait pas grossir (à condition de ne pas la noyer dans la crème fraîche et de faire l'impasse sur les croûtons, les louches de fromage, etc.).
- Elle hydrate.
- Elle est bonne pour la ligne. La grande étude SU.VI.MAX, qui montre que les personnes consommant régulièrement de la soupe ont un indice de masse corporelle moins élevé que ceux qui n'en prennent pas, nous l'affirme !

Craquer malin, c'est possible !

Vous avez une faim d'ogre ? Impossible de tenir jusqu'au prochain repas ? Quitte à craquer, autant le faire intelligemment !

Commencez par éloigner tout ce qui est dangereux pour la ligne de vos placards, votre frigo, mais aussi votre sac à main, vos poches, vos cachettes improbables… Pour ne pas succomber à la tentation, autant ne rien posséder de tentant ! À l'inverse, entourez-vous d'alliés, des produits sains et rassasiants.

Petite liste d'aliments de sauvetage à brandir en cas de « Je vais craquer ! » imminent :

- Côté salé : du fromage blanc *light*, une tranche de jambon blanc, des œufs durs (même en cas de grosse fringale, difficile d'en avaler plusieurs !).
- Côté sucré : quelques carrés de chocolat noir (pour le magnésium), des fruits secs (à manger par petites poignées !), des fruits frais peu caloriques et coupe-faim tels que la pomme, l'ananas, le kiwi.

VOUS AVEZ CRAQUÉ… OPÉRATION RATTRAPAGE !

Vous vous sentez lourde (et coupaaaable) d'avoir englouti hier soir une boîte entière de bonbons Haribo devant votre série préférée ? Pas de panique, on vous a concocté un plan de sauvetage !

- Buvez beaucoup (d'eau !) pour éliminer et faire un grand nettoyage de votre organisme.
- Chaussez vos baskets et sortez faire une grande marche réparatrice.
- Mangez léger, équilibré (voir nos recettes), en misant sur les légumes, les bouillons et les aliments détox.

4. CUISINEZ, C'EST MAGIQUE !

Vous êtes toujours pressée et vous avez peu de temps à consacrer à la cuisine. Hélas ! Car la tendance au surpoids vient largement des produits industriels que nous consommons trop souvent.

Préparez vos plats maison

C'est le nouveau credo minceur… Pour mincir, rien de tel que de préparer vos repas vous-même, sans pour autant passer des heures en cuisine ! Vous contrôlez ce que vous mettez dans votre assiette de façon à avoir des repas équilibrés, faisant la part belle aux protéines, aux fruits et aux légumes.

Faites désormais l'impasse sur les plats industriels, certes archi-pratiques car rapides à préparer, mais trop salés, trop sucrés et chargés d'additifs. Ils sont mauvais pour la santé et pour la ligne… sans parler du porte-monnaie.

Planifiez vos menus à l'avance

- Cela permet de réfléchir à des repas variés, équilibrés, moins monotones, de partir faire les courses avec une liste qui, bien souvent, nous empêche de craquer pour des achats compulsifs. Ainsi, on est moins tentée, le soir, vers 20 heures, alors que le frigo est vide, de se rabattre sur une pizza surgelée ou de commander chinois pour la troisième fois en deux semaines…
- C'est plus économique et on gâche moins !

- C'est plus sain : on gère mieux ce que l'on mange, on a une meilleure visibilité de ce que l'on met dans son assiette…

NE CÉDEZ PAS AUX TENTATIONS SOUS PRÉTEXTE QUE VOUS ÊTES EN TABLIER

Goûtez, ne mangez pas

Quand on cuisine, on a, bien sûr, besoin de vérifier l'assaisonnement, la cuisson, le bon mariage des ingrédients, etc. Mais attention à ne pas en profiter pour vous offrir un pré-repas ! Que le « juste pour goûter » ne se transforme pas en grignotage-j'attrape-des-calories-sans-m'en-rendre-compte !

Renoncez à finir l'assiette des enfants !

Cela part certes d'une bonne intention : vous ne voulez pas gâcher ce bon hachis Parmentier maison boudé par le petit dernier… Parfois, même, vous vous surprenez à faire du zèle et à finir tous les restes de la tablée pour que la vaisselle soit plus vite faite, ou par automatisme ! Mais gare aux mauvaises surprises du côté de la balance, car vous mangez pour deux, voire pour plus !

Cessez d'être la poubelle de table (même consentante !), soyez vigilante et pensez plutôt à apprendre à accommoder les restes pour le repas suivant…

Adoptez des modes de cuisson légers

La cuisson à la vapeur permet d'utiliser très peu, voire pas du tout, de matière grasse, de conserver les qualités nutritionnelles des aliments (vitamines et minéraux) et de préserver les arômes. Vous pouvez même réutiliser le jus de cuisson sous forme de bouillon riche en nutriments et délicieusement parfumé.

D'autres modes de cuisson légers sont conseillées : la cuisson au four, au court-bouillon ou à l'autocuiseur. Vous pouvez aussi pocher ou griller vos légumes, viandes et poissons. Vive la variété, surtout quand elle est *light* et saine !

Privilégiez les produits de saison

Ils sont frais, plus riches en vitamines, meilleurs sur le plan gustatif et mieux adaptés à nos besoins nutritionnels… et aussi moins onéreux que les aliments hors saison. Encore une fois, c'est encore et toujours la même règle de base : écoutez les besoins de votre corps ! Vous êtes en baisse de régime en plein cœur de l'hiver ? Faites le plein de vitamines en mangeant et buvant des oranges (le fruit hivernal par excellence !). En été, vous avez des envies de pêches et de brugnons ? Quoi de plus normal, alors que le thermomètre grimpe et que votre organisme a besoin de se désaltérer. La nature est bien faite, écoutons-la !

Apprenez à lire les étiquettes

Déchiffrer les étiquettes des produits alimentaires est devenu obligatoire pour celles qui souhaitent contrôler leur alimentation et leur poids. Les industriels doivent respecter une charte d'étiquetage bien précise et assez claire qui vous permet de lire rapidement les taux de graisses et de sucres, vos ennemis.

Même si c'est un peu plus cher, préférez les produits avec un label, gage de qualité (notamment pour les viandes et les œufs).

Choisissez toujours les produits sans édulcorant, sans sucre ajouté, sans arômes artificiels et sans conservateurs. Et méfiez-vous des étiquettes pleines de promesses (voir « Évitez le *light* ! », p. 47).

VISEZ JUSTE

Perdre du poids passe par un ajustement des portions que vous consommez. Une entrecôte de 350 g ne vous fait pas peur ? Avec des frites bien croustillantes… ? Mmmm ! Ça doit rester une exception. Il suffit souvent de réduire le poids des aliments pour mincir sans se priver. Voici un indicateur qui vous sera bien utile. Au début, pesez les aliments. Très vite, vous aurez le coup d'œil pour faire les estimations nécessaires.

Abats

- Foie (veau ou génisse) : 140 g par personne
- Ris de veau : 200 g par personne
- Tête de veau : 150 g par personne
- Rognons de veau : 200 g par personne
- Rognons d'agneau : 3 par personne
- Tripes cuisinées en sauce : 400 g par personne

Boudin noir ou blanc : 1 par personne (120 g environ)
Jambon blanc : 2 tranches par personne (100 g)
Carottes râpées, céleri râpé, radis… : 100 g par personne

Salade verte (laitue, mâche, scarole...) : 40 g par personne
Pâtes sèches crues : 60 g par personne
Pommes de terre : 250 à 300 g par personne
Riz cru : 60 g par personne
Semoule crue : 80 g par personne (100 g pour un couscous)
Fromage : 40 g par personne
Fruits : 100 à 200 g par personne par repas, soit 3 abricots, 1 banane, 2 clémentines, 1 orange, ½ mangue, ½ pamplemousse, 1 pêche, 1 pomme, 1 poire, 4 prunes
Légumes : si vous prenez des légumes en boîte de conserve, prévoyez ½ boîte pour 2 personnes, 1 boîte pour 4 personnes.
Œufs : 2 par personne par jour
Pain complet de préférence : 150 g par jour en comptant le petit-déjeuner
Poisson

- Filets, pavés (sans déchets) : 150 g par personne
- Entier (avec déchets) : 250 g par personne

Viandes et volailles
Le poids moyen de viande par personne varie selon les morceaux.

- Bœuf

Steak : 100 g à 150 g par personne
Entrecôte : 200 g par personne
Rôti : 170 g par personne (2 tranches)
Côte de bœuf : 1,5 kg pour 4 personnes
Pot-au-feu : 300 g par personne
Bourguignon : 250 g par personne

- Porc

Filet mignon de porc : une pièce de 300 g pour 2 personnes
Rôti (filet ou échine) : 150 g par personne

- Veau

Blanquette, sauté : 250 g par personne
Escalope, grenadin : 150 g par personne
Côte de veau : 250 g par personne
Osso bucco (tranche de jarret) : 250 g par personne

- Agneau

Souris : 1 par personne
Côtelettes : 2 par personne
Gigot ou épaule : 250 g par personne
Sauté sans os : 200 g par personne

- Canard

Magret de canard : 1 pour 2 personnes (300 g environ)
Aiguillettes de canard : 150 g par personne
Canette : 1 pour 2 personnes (1,2 kg environ)
Canard : 1 pour 4 personnes (2 kg environ)

- Volaille

Poulet : 1 pour 4 personnes (1,4 kg)
Pintade : 1 pour 4 personnes (1,4 kg)
Poule : 1 pour 6 personnes (1,6 kg)
Escalope de poulet ou de dinde : 150 g par personne
Coquelet : 1 pour 2 personnes (800 g)
Cailles : 2 par personne (400 g)

- Lapin

Entier : 1 pour 4 personnes
Morceaux : 300 g par personne

Ne cherchez pas des informations pour les saucisses, le foie gras ou les gésiers confits, elles ne font pas partie de votre plan « corps de rêve » !
Extrait de *Moins dépenser, mieux consommer*, Florence Le Bras, Éditions Leduc.s.

5. SI, SI, BIEN MANGER, ÇA S'APPREND !

Les parents apprennent à leurs enfants à bien se tenir à table, mais ils n'insistent pas toujours sur le bien-fondé de certaines pratiques relatives à leur santé. On en parle !

MÂCHEZ, VOUS MAIGRIREZ !

C'est le constat de nombreuses études scientifiques qui montrent le rôle que joue la mastication dans la satiété : plus on mâche, moins on a faim, et plus on mange lentement, moins on mange ! L'assimilation des aliments est facilitée. On s'épargne, ainsi, les sensations de ballonnement et de ventre gonflé en sortant de table. Manger lentement, en appréciant chaque bouchée, permet aussi de ressentir plus facilement la satiété, qui intervient dans les 20 minutes suivant la première bouchée. C'est le délai nécessaire au cerveau pour libérer l'histamine, le neurotransmetteur responsable de la sensation de satiété. En mangeant trop vite, le cerveau n'a pas le temps de nous prévenir que nous sommes repus !

Ainsi, les crudités servies en entrée, qui doivent être longuement mastiquées avant d'être avalées, donnent une rapide impression de satiété.

Une astuce : ne mixez pas complètement les légumes de votre soupe ! Ces petits morceaux non mixés vous aideront à vous sentir plus rassasiée.

Prenez vos repas dans le calme, accordez-vous un peu de temps

Lorsque l'on mange dans un environnement bruyant, ou encore pire, debout devant un comptoir, on a tendance à tout engloutir en 10 minutes chrono. Résultat : on n'a pas le temps de ressentir la sensation de satiété.

Exit l'ordinateur, la télévision, les enfants qui braillent ou les collègues qui parlent trop fort. Au besoin, isolez-vous pour prendre votre repas sereinement. Vous apprécierez davantage les aliments.

Mâchez lentement, posez votre fourchette entre chaque bouchée, discutez avec vos collègues ou votre famille… Bref, faites tout ce que vous pouvez pour ne pas ingurgiter votre plat en quelques minutes !

Hydratez-vous !

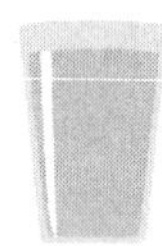

Notre corps est composé à 60 % d'eau. S'hydrater régulièrement est donc essentiel. Pourtant, certaines d'entre nous ont rarement soif. Attention, cela ne signifie pas que leur organisme est suffisamment hydraté.

Alors comment savoir si votre corps manque d'eau ?

- La bouche sèche : signe le plus évident, qui vous donne envie de boire. La sensation de soif apparaît le plus souvent alors que la déshydratation est installée. Foncez sur votre bouteille d'eau (j'ai bien dit de l'eau, pas de jus de fruits, même sans sucres ajoutés).
- La peau sèche : elle tiraille, elle a l'aspect d'un papier crépon ? S.O.S. ! Faites le test du pli cutané. Pincez la peau de votre bras ou de votre cuisse entre le pouce et l'index pendant 2 secondes et relâchez. Si le pli reste marqué, c'est le signe évident d'une déshydratation.
- Les urines foncées : elles sont trop concentrées, ce n'est pas top pour vos reins et votre vessie, et cela peut entraîner des infections. On dilue ! En buvant et en contrôlant la couleur des urines, qui doivent être limpides et claires tout au long de la journée.
- La constipation : avant de penser aux laxatifs, presque toujours irritants, buvez de grands verres d'eau, l'effet se manifestera sous quelques heures.

Le manque d'eau se traduit aussi par des signes plus généraux : fatigue, vertiges, crampes…

Le mot d'ordre : buvez ! 1 litre et demi à 2 litres par jour. N'attendez pas d'avoir soif pour boire. Le geste est simple, mais les effets sont d'importance. En vous hydratant, vous éliminez les déchets qui empêchent vos organes de bien fonctionner, vous boostez votre énergie et vous embellissez votre peau, élément essentiel d'un corps de rêve.

Faites-vous des soupes, chaudes ou froides selon la saison, prenez du thé, de la tisane, et au bureau, ne vous séparez pas de votre bouteille d'eau.

ET SI VOUS N'AIMEZ PAS L'EAU !

L'eau plate avec un léger arrière-goût d'eau de Javel, surtout lorsqu'elle est vaguement tiède, c'est franchement repoussant.

- Ne vous croyez pas obligée d'investir dans de l'eau minérale en bouteille. L'eau du robinet est très saine. Pour chasser un éventuel goût de désinfectant, il suffit de la mettre au réfrigérateur.
- Parfumez l'eau avec quelques gouttes de citron. Pas de sirop, trop sucré, juste un jet de jus frais ou en petite bouteille. Ou encore une feuille de menthe fraîche.
- Cherchez de bonnes tisanes parfumées, que vous boirez avec gourmandise.
- Évitez de boire de trop grandes quantités d'eau gazeuse, elle favorise les ballonnements.
- Fuyez les sodas bourrés de sucres, même les boissons dites *light*, avec aspartame, qui entretiennent votre attirance pour le goût sucré.

Fuyez les fausses promesses et les vraies déceptions

« Perdez 12 kg en 3 mois », « passez du 46 au 38 en quelques semaines », « plats minceur à domicile », « régime œufs », « régime protéiné »... Votre boîte mail est envahie de publicités pour mincir, miroir aux alouettes qui doit être bien lucratif ! On fait le point ?

Tous les régimes, même les plus farfelus, vous font perdre du poids. Pour combien de temps ? Et à quel prix ?

La solution miracle pour obtenir et garder un corps de rêve n'existe pas. Seule une adaptation de votre style de vie sur le long terme peut vous permettre d'atteindre cet objectif.

Régime XYZ : vous perdez 5 kg. Bravo ! Puis vous reprenez vos anciennes habitudes alimentaires, et vous reprenez 5 kg avec, en général, un petit bonus d'1 ou 2 kg. L'organisme, mis en danger par le déséquilibre alimentaire que vous lui avez imposé, fait des réserves, question de survie.

Les plats minceur tout prêts vendus en grande surface ou proposés par certaines sociétés sont assez bien équilibrés, mais entretiennent la passivité. L'assistanat, à long terme, est très onéreux et vous n'avez pas pris en main votre alimentation. Vous mincissez, puis vous reprenez…

La seule méthode à long terme, pour gérer votre poids, votre silhouette, votre santé, est d'apprendre à vivre mieux. Oui, vivre, et pas seulement s'alimenter, comme on vous le conseille dans ce livre.

6. SACHEZ (BIEN !) VOUS ENTOURER

C'est le moment de revoir et corriger vos habitudes alimentaires et de vous équiper en intégrant ce qui est bon pour vous ! Avoir à portée de main tout un bataillon d'alliés pour cuisiner sain est LA règle d'or à adopter immédiatement.

Commencez par vider vos placards et étagères de tout ce qui vous veut du mal (bonbons, beurre de cacahuète et autres plaisirs douteux côté calories, et même ceux qui sont cachés dans un coin secret et improbable) et apprenez, enfin, à reconnaître vos faux amis (voir « Ces aliments à consommer avec prudence et modération », p. 46).

Mettez fruits et légumes au menu

Cinq fruits et légumes par jour, c'est ce que recommande le Plan national nutrition santé (PNNS). Et c'est la nouvelle (très) bonne résolution que vous allez désormais adopter au quotidien ! On vous explique pourquoi…

Les légumes et les fruits sont nos meilleurs amis : ils regorgent de bienfaits pour notre santé ET notre ligne ! Riches en nutriments essentiels tels que les vitamines, les fibres et les polyphénols, ils sont également porteurs de minéraux (potassium et magnésium). Autre avantage, de taille : ils ont un effet rassasiant (grâce à leur apport en fibres, mention spéciale pour les légumes verts) et sont souvent très peu caloriques (c'est la banane qui pèse le plus sur la balance, on veille donc à ne pas en abuser).

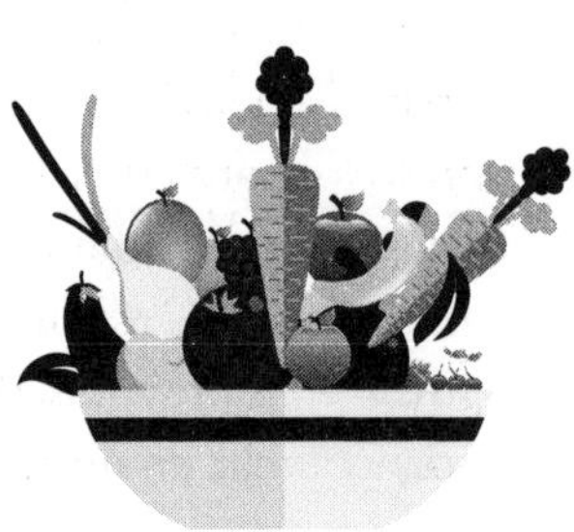

LE RADIS NOIR, CE MAL-AIMÉ

Très peu calorique, le radis noir est un allié de choc car il protège des carences. Riche en vitamines, en fer et en fibres, il est aussi très efficace pour s'affiner. Connu pour ses vertus hépatiques, il draine le foie et la vésicule biliaire. Il nettoie l'organisme en l'aidant à éliminer des toxines tout en douceur. Enfin, il aide à atténuer les sensations de ballonnement. *What else* ? À déguster râpé sur vos salades, soupes, gratins de légumes…

Découvrez les vertus des alliacées

Faites la part belle à l'ail, oignon, échalote, ciboulette, poireau… pour un effet drainant. Toutes les alliacées sont diurétiques : elles stimulent l'élimination de l'eau par les reins. Cet effet est lié à leur richesse en potassium et en eau, et à la présence de fructosanes, des composés végétaux spécifiques. L'effet drainant est particulièrement marqué pour l'ail, l'oignon, le poireau.

En plus de fluidifier le sang et de faire baisser, entre autres, le mauvais cholestérol, l'ail est un excellent désinfectant intestinal.

Cuisinez le tofu

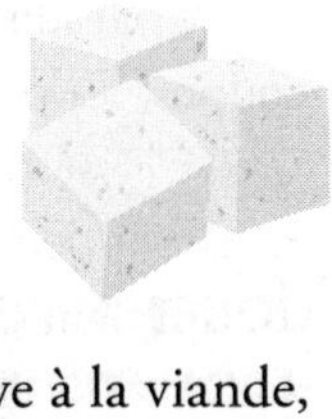

Préparé à partir de lait de soja caillé puis pressé, le tofu est riche en protéines végétales et très faible en calories et acides gras saturés. C'est une excellente alternative à la viande, puisque les protéines de soja sont plus riches en fer que le bœuf ! Riche en minéraux (zinc, potassium, magnésium, calcium, etc.), il a aussi la bonne idée d'aider à diminuer le mauvais cholestérol dans le sang.

Certains l'accusent d'être fade (ce qui n'est pas faux, à l'état « brut », le tofu n'a pas vraiment de goût), mais vu tous ses atouts minceur et santé, il mérite qu'on l'apprivoise pour le booster avec des herbes et des épices, et qu'on l'invite souvent dans nos assiettes (voir nos recettes gourmandes à base de tofu) !

Adoptez le son d'avoine

Le son d'avoine est un allié minceur puisqu'il possède des qualités de « mange-graisses » !

Très riche en fibres solubles et en pectine, il a une action rassasiante rapide et il régule le transit intestinal. Mais, surtout, ses fibres se transforment, dans l'organisme, en un gel qui absorbe les graisses et les sucres de l'intestin grêle pour les évacuer par les selles sans passer dans le sang. On savoure sans risque, donc !
Mode d'emploi : on en saupoudre une à deux cuillerées à soupe par jour (trois, grand maximum) sur les salades, les soupes, les produits laitiers.

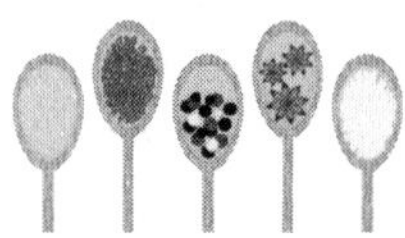

Jouez avec les herbes aromatiques et les épices

En plus de rendre nos plats savoureux, colorés et parfumés (ce qui est déjà énorme !), les herbes aromatiques et les épices sont gorgées de vertus santé ET minceur dont on aurait tort de ne pas abuser. Coupe-faim ou brûle-graisses pour les uns, alliés pour drainer, apaiser la digestion ou faciliter la circulation pour les autres… Le tout pour zéro calorie, ou presque !

Et, l'air de rien, en intégrant épices et herbes dans notre cuisine, on a bien moins tendance à avoir recours au sel et aux matières grasses…

Petit tour d'horizon (non exhaustif !) pour vous mettre l'eau à la bouche.

TOP 5 DES HERBES AROMATIQUES POUR LA LIGNE

- L'aneth : excellente pour la digestion, elle a une action diurétique et aide à lutter contre l'insomnie, ce qui est un plus pour ne pas prendre de poids (voir « Dormez », p. 49) !
- Le basilic : mine de bienfaits, il est, entre autres, connu pour ses propriétés digestives et diurétiques. Antiballonnements, c'est un allié intéressant pour toutes celles qui misent sur un ventre plat !
- La coriandre : elle facilite l'absorption de fer et, grâce à ses vertus antispasmodiques, lutte contre les ballonnements. Elle a une action tonifiante sur la digestion.
- Le cerfeuil : trop souvent oublié, il a pourtant tout pour plaire à notre silhouette ; c'est un excellent diurétique qui favorise l'élimination.
- Le persil : très bon allié détox, il est diurétique et dépuratif.

TOP 5 DES ÉPICES POUR DÉFIER LA BALANCE

- Le curcuma : il favorise la digestion et sa molécule, la curcumine, aide à assimiler les aliments gras. Il protège le foie, chasse les toxines et fait diminuer le cholestérol. Rien que ça !
- Le cumin : excellent digestif, le cumin a une action détoxifiante intéressante. C'est aussi un puissant dépuratif, recommandé pour lutter contre la rétention d'eau.
- La cannelle : ce coupe-faim reconnu (à consommer en bâtonnet ou en tisane) aide aussi l'organisme à mieux réguler son taux de sucre sanguin, ce qui évite de le stocker sous forme de graisse.
- Le clou de girofle : plus connu pour ses vertus anesthésiantes utilisées pour les douleurs dentaires, le clou de girofle est, aussi, un excellent coupe-faim ! Allié détox, il est l'ami de notre système digestif.
- La cardamome : elle cumule les bons points : elle brûle les graisses, lutte contre les ballonnements et est un puissant diurétique.

Mention très bien pour le gingembre. *Primo*, il est doté d'un effet rassasiant hors pair. Et *deuzio*, son action thermogénique aide à stimuler notre métabolisme et en fait un brûleur de graisse très efficace.

Mangez du poisson deux fois par semaine

Pour faire le plein de protéines, de phosphore et de multiples bienfaits, mangez du poisson au moins deux fois par semaine, en variant les espèces et les plaisirs.

Petite présentation de la grande famille des poissons.

Les poissons blancs

Les poissons blancs sont dits « maigres » car ils contiennent entre 1 et 4 % de lipides, soit beaucoup moins que les autres poissons : cabillaud, dorade, lieu, merlu, carrelet, limande, sole, etc.

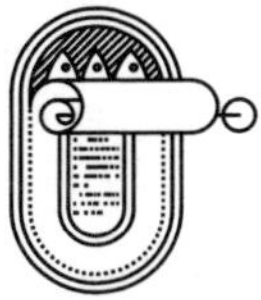

Les poissons gras

Plus riches en lipides, entre 5 et 11 %, ils sont cependant gorgés d'acides gras polyinsaturés de type oméga-3, très bénéfiques pour notre santé et, finalement, peu caloriques : saumon, maquereau, hareng, thon, sardine, flétan, etc.

Astuce : oubliez la friture et la cuisson à la poêle (trop grasses), préférez des modes de cuisson plus sains : au four, à la vapeur, au court-bouillon ou, encore mieux, en papillote.

COQUILLAGES ET CRUSTACÉS

Les fruits de mer ont tout pour plaire : ils contiennent peu de lipides pour beaucoup de protéines… l'idéal nutritionnel ! Peu caloriques, pauvres en graisses, ils permettent de faire le plein de fer, de vitamines, de minéraux, et de réduire le cholestérol. Autre atout de taille : ils ont un fort pouvoir rassasiant. À nous gambas, crevettes et huîtres ! À condition de faire l'impasse sur la mayo ou les tartines beurrées… Remplacez-les par du citron, une vinaigrette légère à base d'échalote ou, encore mieux, savourez-les nature !

Recherchez des fibres !

En gonflant l'estomac, les fibres favorisent la satiété et nous aident à moins manger. Elles nous permettent aussi de stocker moins de graisses et de ralentir l'absorption de sucres en réduisant la sécrétion de l'insuline et en stimulant le transit. Pour résumer, les fibres nous sauvent la ligne !

À privilégier : les fruits, les légumes verts, le pain complet, les légumineuses (voir le paragraphe suivant), les céréales, les oléagineux, les fruits secs, les pruneaux, etc.

Applaudissez le grand retour (béni !) des légumineuses

Longtemps bannies des menus minceur parce qu'elles avaient la mauvaise réputation de faire grossir, les légumineuses reviennent en force depuis que l'on a enfin compris à quel point elles nous voulaient du bien !

Pois, lentilles, fèves, haricots rouges, pois chiches, pois cassés et autres délices permettent de contrôler notre cholestérol et de favoriser notre transit, mais ce n'est pas tout. Elles ont aussi un fort pouvoir rassasiant et elles sont peu caloriques et pauvres en matières grasses… Elles sont une excellente source de protéines végétales et constituent une bonne alternative à la viande (que l'on doit consommer avec modération, petit rappel en passant…).

Adoptez les céréales complètes

Blé dur, blé tendre, orge, riz, maïs, seigle, sarrasin, millet, quinoa, avoine, riz sauvage, riz complet, kamut, etc. Comme les légumineuses, les céréales sont taxées de mauvaise graine ! On les accuse, injustement, de faire grossir alors qu'elles sont des alliées de choc pour notre silhouette.

Très riches en fibres, elles prennent soin de notre transit tout en nous procurant une sensation de satiété durable. Résultat : on ne mange plus n'importe quoi, n'importe comment. Après un bol de boulgour et quelques légumes, on hésite à enchaîner avec un dessert !

Pauvres en lipides et riches en glucides complexes, elles permettent enfin de diminuer le cholestérol et de normaliser la glycémie.

Picorez des oléagineux

Encore un « faux ennemi » qui ne demande qu'à être réhabilité pour vous aider à forger votre corps de rêve !

Certes, les oléagineux sont très caloriques, il faudra donc avoir la main légère côté fruits secs. Mais ils sont aussi gorgés de bienfaits pour notre santé et ont un impact certain sur notre équilibre alimentaire et sur notre bien-être.

Dotés d'une forte action rassasiante, ils sont un excellent coupe-faim, à condition, encore une fois, de s'en tenir à une petite poignée par jour, et non d'engloutir tout le paquet…

EN VEDETTE, LES GRAINES DE LIN

Elles facilitent la digestion et apportent les graisses nécessaires, incluant les oméga-3. Saupoudrez-en, régulièrement, une poignée sur vos salades, yaourts, etc.

Des huiles, oui, mais de qualité !

Huile d'olive, d'arachide, de noix, de pépins de raisin, de colza, de sésame… Excepté l'huile de palme, à proscrire car bourrée de « mauvaises » graisses favorisant le stockage, vous pouvez varier les plaisirs et les apports nutritifs. Les huiles de colza et de noix sont intéressantes car elles sont riches en oméga-3, essentielles à notre organisme.

Ayez cependant la main légère, car toutes les huiles sont très caloriques. Le seul mot d'ordre : optez pour des huiles *bio* !

QUID DU VINAIGRE ?

Là encore, jouez sur la variété pour éviter monotonie et routine ! Balsamique, Xérès, framboise, pas d'interdits ! Petit coup de cœur, quand même, pour le vinaigre de cidre, très riche en minéraux et en enzymes. Et n'oubliez pas que le vinaigre peut être remplacé par du jus de citron, super-assaisonnement bourré de vitamine C.

7. CES ALIMENTS À CONSOMMER AVEC PRUDENCE ET MODÉRATION

Ni trop de sucre…

Le sucre blanc est rempli de calories « vides », c'est-à-dire sans aucun intérêt nutritionnel. Pourtant, notre consommation de sucre ne cesse d'augmenter. En un siècle, elle est passée de 1 kg par an par personne à 35 kg aujourd'hui… Certaines d'entre nous sont accros aux plaisirs sucrés, caloriques par excellence, responsables de kilos en trop, mais, surtout, néfastes pour l'organisme. Il est donc impératif de réduire votre consommation sucrée ! Votre silhouette ET votre peau vous le rendront au centuple.

- Utilisez des édulcorants naturels comme la stévia ou le sirop d'agave, à l'index glycémique faible.
- Évitez, au maximum, de consommer des plats industriels, trop gras, trop salés, trop sucrés.

METTEZ EN PLACE UN SEVRAGE PROGRESSIF

Malgré tous vos efforts, impossible de boire votre café sans sucre ou de manger un yaourt blanc « nature ».
Allez-y progressivement, tout en douceur. Diminuez chaque jour la dose, pour habituer votre palais (et votre cerveau !) à ce changement d'habitude.
Si, vraiment, vous ne pouvez absolument pas vous passez de sucre, faites appel à des substituts tels que la stévia ou le xylitol.
Et si, vraiment, vous ne pouvez pas vous passer d'une parenthèse sucrée, optez pour du chocolat noir à 90 % et misez sur les fruits secs, sans en abuser !

ÉVITEZ LE *LIGHT* !

Faites l'impasse sur ces produits plus mensongers que *light* ! D'après certains nutritionnistes, ils auraient même tendance à nous faire grossir (on retire le sucre et on le remplace par des glucides ou des lipides, cherchez l'erreur !).
Mieux vaut manger moins ou cuisiner « léger » soi-même, pour garder le contrôle sur sa ligne et son bien-être…

NI TROP DE SEL…

L'apport quotidien de sel recommandé est de 4 à 5 g par jour. Or, nous en consommons en moyenne plus de 10 g quotidiennement.

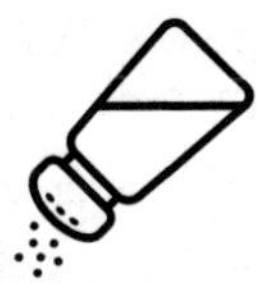

En plus des nombreux risques qu'il fait prendre à notre santé (hypertension artérielle, maladies cardio-vasculaires), le sel participe au surpoids et favorise l'appétit. Pensez à ces chips apéritives hyper-salées que l'on engloutit presque sous addiction !

- Là encore, il va falloir apprendre à surveiller les étiquettes des produits que vous consommez, car le sel se cache un peu partout et, bien souvent, à notre insu.
- Limitez au maximum la consommation des aliments riches en sel : charcuterie, fromages, plats industriels.
- Usez et abusez des épices et des herbes aromatiques, qui apporteront de la saveur et du goût à vos plats sans ajout de sel.

Ni trop de viande…

Deux à trois fois par semaine, c'est suffisant. Diminuez votre consommation de viandes rouges et privilégiez les viandes maigres et blanches telles que les volailles (poulet sans la peau, blanc de dinde). Remplacez la viande par le poisson et les protéines végétales (légumineuses).

Presque pas d'alcool !

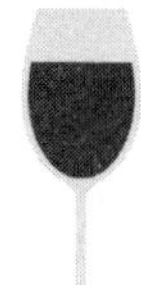

Faire attention à sa ligne en surveillant le contenu de son assiette ne suffit pas. Il faut aussi veiller à ce que l'on boit…

Alcool et corps de rêve ne font pas bon ménage. L'alcool apporte des calories vides, inutiles et même dangereuses pour votre organisme. Avec l'excès d'alcool, c'est votre silhouette ET votre santé qui trinquent !

Mise au point : une femme ne doit pas dépasser deux unités d'alcool par jour et un homme, trois unités. Une unité correspond à une coupe de champagne à 12°, ou un verre de 10 cl de vin à 12°, ou une chope de bière (25 cl) à 5°, ou un whisky (3 cl) à 45°, ou un verre de Ricard® à 45°.

Mais il est encore mieux de s'en passer complètement, ou de le réserver aux événements festifs, et toujours avec modération.

LIMITEZ LES PLATS INDUSTRIELS ET LES CONSERVES !

Évitez au maximum les plats transformés, ultra-pratiques, certes, mais souvent remplis d'additifs, de mauvaises graisses, de sucre, d'acides gras saturés et archi-salés…
En résumé, on ne le dira jamais assez : vive les produits naturels !

8. DORMEZ !

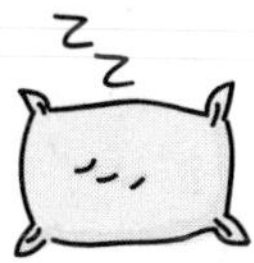

Les Français dorment de moins en moins… Grave erreur pour notre santé et pour notre ligne, car le sommeil aurait un réel impact sur le poids. Les nutritionnistes sont formels : moins on dort, plus on mange.

Le manque de sommeil stimule l'appétit, mais, surtout, bouleverse deux hormones essentielles : la ghréline, qui ouvre l'appétit, et la leptine, qui gère la satiété et stimule la métabolisation des graisses. On ne sécrète pas assez de leptine, on sécrète trop de ghréline… et on grossit.

D'où l'importance de prendre soin de ses nuits en essayant de se coucher plus tôt et de se préparer à un sommeil paisible par des rituels tout simples. Bien dormir, comme bien manger, ça s'apprend !

UN DÎNER FRUGAL ET SANS ABUS D'ALCOOL

Évitez de manger de la viande le soir, ainsi que des plats en sauce. Optez plutôt pour une soupe, des céréales ou des légumineuses, plus digestes.

L'alcool détend et favorise l'endormissement, certes, dans un premier temps. Mais il détériore le sommeil en provoquant des réveils nocturnes quelques heures plus tard. Et, bien sûr, un manque de tonus au réveil. À éviter, donc, tout comme le tabac, un excitant notoire.

Par ailleurs, dînez tôt afin que votre digestion ne perturbe pas l'endormissement.

PAUSE TISANE POUR UNE MEILLEURE DIGESTION

Oubliez le café le soir. Optez plutôt pour des tisanes aux vertus digestives : romarin, anis, cardamome, valériane, camomille (notre préférée, car elle est aussi très relaxante !).

Attrapez le train du sommeil !

Ne laissez pas passer votre cycle de sommeil.

- Soyez attentif aux signes de fatigue. Comme avec les enfants, au premier bâillement, ne procrastinez pas : brossage de dents et, hop, au lit !
- La durée « idéale » de sommeil serait, en moyenne, de 8 heures… À vos couettes !
- Laissez de côté vos soucis, votre *to-do list*, et pensez à des moments agréables, faites des projets fous… Laissez-vous aller au bien-être, autant que possible.

La pause lecture

Pour aider Morphée à vous envelopper dans ses bras douillets, éteignez ces écrans qui polluent de plus en plus les chambres à coucher (télévision, ordinateur, smartphone, tablette, etc.).

L'éclairage des écrans diffuse une lumière bleue qui perturbe la sécrétion de la mélatonine, l'hormone du sommeil. Optez plutôt pour un livre pour vous détendre et préparer votre organisme au sommeil.

9. CHOUCHOUTEZ VOTRE CORPS

Prenez soin de votre corps au quotidien, il vous en remerciera ! Rapprivoisez-le en le dorlotant et en adoptant les bons gestes.

VELOURS SOYEUX CONTRE PEAU DE CROCODILE

Une peau souple et élastique, ça aussi, ça se travaille. Le soleil, le froid, la pollution, le temps qui passe, dessèchent votre peau.

- Commencez par vous hydrater de l'intérieur, en buvant un grand verre d'eau chaque matin au réveil.
- Après votre douche, enduisez-vous de votre lait pour le corps préféré. Choisissez un gel douche très doux, au pH neutre, puis un lait (ou une crème) hydratant adapté à votre peau (choisissez-le bio, de préférence). Vous pouvez aussi alterner avec une huile bio : argan, amande douce, avocat, etc. Ce sont les meilleures amies de votre épiderme !
- Offrez-vous aussi un gommage, une fois par semaine, afin de vous débarrasser de toutes les peaux mortes et de permettre une hydratation plus efficace.
- Faites une cure de compléments alimentaires avec des gélules d'huile d'onagre et de bourrache (demandez conseil à votre pharmacien) et, l'été, avant de partir vous exposer au soleil, faites une cure de préparation au bronzage.
- Privilégiez les aliments belle peau ! Carotte, betterave, avocat, orange… Consommez-en régulièrement en cure de jus ou intégrés dans votre assiette (voir nos recettes). Piochez aussi parmi les aliments riches en oméga-3 et oméga-6 : huiles d'olive, de noix, de colza, poissons gras (voir « Mangez du poisson deux fois par semaine », p. 42) et oléagineux.

Jambes lourdes, varices… Circulez !

Jambes lourdes, varices, peau d'orange, chevilles gonflées… Le responsable ? Votre mauvaise circulation sanguine !

- Ne portez pas des vêtements trop serrés (par ailleurs pas forcément seyants !).
- Évitez de prendre des bains (ou des douches) chauds prolongés et de vous rendre dans des hammams et saunas : la chaleur favorise la dilatation des veines.
- Essayez de prendre une nouvelle très bonne habitude (une de plus !), au quotidien : terminez votre douche en passant un jet d'eau froide sur vos jambes, effet revigorant garanti !
- Offrez-vous un massage des jambes avec, pourquoi pas, un gel spécial « jambes légères ».
- Essayez de ne plus croiser les jambes en position assise. Cela coupe la circulation et favorise fourmillements, varices et varicosités.
- Faites une cure de vigne rouge ou d'orties, des plantes dont les actifs antioxydants ont fait leurs preuves pour alléger les gambettes fatiguées.
- Si vous devez prendre l'avion, pensez aux bas de contention, très efficaces pour soulager les jambes.
- Bougez ! La sédentarité est l'ennemie de vos jambes et la meilleure amie de votre peau d'orange, à vous de choisir votre camp.
- Évitez au maximum de rester en position immobile pendant plusieurs heures.
- Une activité régulière permet de stimuler la circulation sanguine : marchez, nagez, montez les escaliers, descendez une station de métro ou de bus plus tôt… Bref, circulez !

Soignez votre posture

Sans pour autant prendre des cours de maintien (mais on vous recommande fortement de pratiquer des activités ultra-bénéfiques telles que le Pilates, la barre au sol ou la danse classique), apprenez à veiller sur votre posture. Tenez-vous droite (c'est évidemment plus esthétique et meilleur pour votre dos !), ni courbée ni cambrée, et pensez à relever la tête, en vous redressant. Ça change tout !

Dorlotez votre ventre

Un ventre plat, ça se mérite et c'est possible en suivant simplement quelques conseils de bon sens. L'intestin, appelé « deuxième cerveau », est susceptible, ménagez-le ! Voici comment :

SPÉCIAL VENTRE PLAT

Ballonnements, ventre douloureux ? Avant tout, adaptez votre alimentation :

- Les aliments à privilégier : les produits laitiers demi-écrémés ou écrémés, les viandes maigres, l'artichaut, le citron, le gingembre, les poissons blancs, les légumes verts, les céréales type avoine, boulgour, quinoa, les épices (cumin, coriandre, cannelle).
- Les aliments à éviter : les crudités qui irritent les côlons fragiles et font gonfler le ventre, les légumes secs (qui fermentent dans l'intestin), la charcuterie, les viennoiseries, l'ail, l'oignon, les oléagineux, le lait entier, les fritures.
- Les aliments à fuir : les boissons gazeuses, les choux, les plats en sauce.

SPÉCIAL VENTRE PLAT (SUITE)

Le bicarbonate de soude à la rescousse !

Pour les estomacs fragiles, le bicarbonate de soude favorise la digestion et protège des reflux gastriques.

Versez 1 c. à c. de bicarbonate de soude alimentaire dans un verre d'eau et buvez-le d'un trait. Vous pouvez aussi en glisser dans la cuisson des légumineuses pour, là encore, une meilleure digestion.

Réconciliez-vous avec vos abdos

Par manque de temps, d'envie, de courage, nous sommes nombreuses à avoir fait une croix sur la tonicité, voire l'existence, de nos abdos... Il va pourtant falloir les chouchouter, car leur tonicité est la condition *sine qua non* pour avoir un ventre plat ! Sans pour autant que cela ne tourne à l'obsession, des exercices réguliers sont de mise.

C'est psy !

Un ventre rond n'est pas seulement le signe d'un excès de gourmandise... C'est aussi là que viennent se loger nos angoisses et notre stress. Résultat : on digère mal, le transit est paresseux. On stocke. On ballonne. On prend du ventre. Apprenez à respirer en pratiquant la respiration abdominale.

Attention ! Consultez votre médecin si douleurs et gonflements persistent, afin d'éliminer toute pathologie.

Le blues de la culotte de cheval

Ce vilain amas graisseux qui se situe sur le bas du ventre, les hanches, les fesses et les cuisses, est la bête noire de nombreuses femmes. D'autant que la fourbe culotte de cheval vient souvent (mal) accompagnée de ses deux consœurs : la cellulite et la rétention d'eau.

Certes, la culotte de cheval est en grande partie héréditaire. Mais ce n'est pas une excuse pour accepter la triste fatalité et ne pas essayer de s'en débarrasser activement, sous prétexte que les lois de la génétique nous ont maudites !

PLAN D'ATTAQUE ANTICELLULITE

- Ayez une alimentation saine et équilibrée (relisez ce livre et cuisinez les recettes proposées !).
- Limitez VRAIMENT les graisses, le sel, le sucre, le café !
- Pratiquez un sport d'endurance (marche, natation) pour favoriser le déstockage des graisses.
- Initiez-vous au palper-rouler. Offrez-vous régulièrement un massage localisé en pratiquant cette méthode. Pincez votre peau entre votre pouce et votre index et faites-la rouler sous vos doigts. Ce mouvement permet de stimuler l'élimination de la graisse et favorise la bonne circulation sanguine. C'est encore plus efficace avec des crèmes anticellulite.

10. MUSCLEZ-VOUS !

De belles rondeurs, c'est le rêve ! Dos droit, ventre plat, fesses rebondies et cuisses fuselées, le *must*. Mais, hélas, ça ne vient pas tout seul. Alors courage, quelques efforts sont nécessaires pour cultiver une belle silhouette. Un corps de rêve, c'est un corps relativement mince, mais aussi un corps ferme. Alors, on l'entretient.

Vive l'activité physique ! Inutile de vous ruiner en vous inscrivant, comme chaque début d'année (janvier ou septembre, parfois les deux !), à la salle de gym, car vous savez bien, tout au fond de vous, que vous aurez toujours mille et une *très* bonnes excuses pour ne pas vous y rendre. Visez le concret et l'accessible en vous lançant des défis que, cette fois, vous tiendrez vraiment. C'est ce qui vous aidera à mincir et à sculpter votre corps, sur la longueur.

Choisissez une activité physique qui vous plaît, vous anime, c'est la règle pour la pratiquer régulièrement. Ne vous lancez pas dans l'aquabiking si vous ne supportez pas le chlore des piscines ! Soyez honnête et à l'écoute de vos envies.

Vous détestez le sport ? Alors, rusez ! Optimisez chaque mouvement, chaque activité : oubliez l'ascenseur, montez et descendez les escaliers, marchez le plus possible, contractez abdominaux et fessiers en faisant le ménage, dans le métro, devant votre ordinateur. Ça, c'est vraiment magique, à condition, encore une fois, que ça soit pratiqué plusieurs fois par jour. Déplacez-vous à vélo, dansez, faites l'amour ! Bougez ! Vivez !

PLUS ON BOUGE, PLUS ON BRÛLE DE CALORIES

L'activité physique permet de brûler des calories. La règle, pour mincir, c'est d'en brûler plus qu'on en consomme. Mais s'il est très facile d'en consommer, il est moins évident d'en perdre…

Le simple fait de vivre, c'est-à-dire de respirer, de digérer, d'assurer le fonctionnement du cœur, du cerveau et de tous les organes (appelé « métabolisme de base »), dépense de l'énergie. Celle-ci varie selon la taille, le poids, l'âge et le sexe. Ainsi, par exemple, une femme de 30 ans mesurant 1,70 m et pesant 70 kg dépense 1 500 calories par jour sans bouger un cil.

PLUS ON BOUGE, PLUS ON BRÛLE DE CALORIES (SUITE)

La dépense totale sur une journée dépend de ses activités ; sédentaire, elle dépensera à peine 1 800 calories, sportive, elle atteindra minimum 2 500 calories.

Par ailleurs, adaptez votre alimentation à vos dépenses énergétiques. C'est simple : calculez d'abord votre métabolisme de base (de nombreux sites le font pour vous, www.calculersonimc.fr, par exemple), puis notez vos dépenses énergétiques en fonction de vos activités. Vous aurez une appréciation qui vous permet d'adapter vos menus.

PETITE LISTE DES DÉPENSES ÉNERGÉTIQUES DES ACTIVITÉS AU QUOTIDIEN

Au repos

Dormir = 35 calories
Lire = 65 calories
Regarder la télé = 35 calories

À la maison

Faire le ménage = 200 calories
S'occuper des enfants = 200 calories
Jardiner = 200 calories
Faire les courses = 200 calories
Promener le chien = 170 calories
Pousser la poussette du petit = 150 calories
Faire la queue à la caisse du supermarché (ou du cinéma) = 89 calories

Au bureau

Travailler à son ordinateur = 90 calories

Quand on se bouge

Marche rapide (pas du shopping) = 180 calories
Vélo d'appartement = 300 à 500 calories selon l'intensité
Jogging = 410 calories
Danse (pas que des slows !) = 270 calories
Natation (nager et non patauger !) = 350 calories

MES 100 RECETTES POUR UN CORPS DE RÊVE

Voici quelques informations pour décrypter les indices accompagnant nos recettes :

- Low Fodmap *ou* Ventre plat : recette idéale pour lutter contre les maux de ventre, les ballonnements.
- Lunch box : plat que l'on peut préparer à l'avance et emporter au bureau ou en pique-nique pour un déjeuner léger et gourmand.
- Mini-calories : recette très légère à privilégier après des excès pour compenser les apports alimentaires trop riches en sucres et/ou en graisses.
- Super-détox : recette à choisir pour purifier son organisme quand on se sent un peu « barbouillé ».
- Vegan : recette végétalienne, sans apport d'origine animale – ni viande, ni poisson, ni œufs, ni lait, ni fromage, ni miel.

- Veggie : recette végétarienne, sans apport de viande ou de poisson.
- Sans gluten : recette dépourvue de gluten, ce composé protéique que l'on retrouve dans de nombreuses céréales telles que le blé, l'épeautre et le seigle, l'orge, le kamut et le petit épeautre.

Entrées chaudes et froides

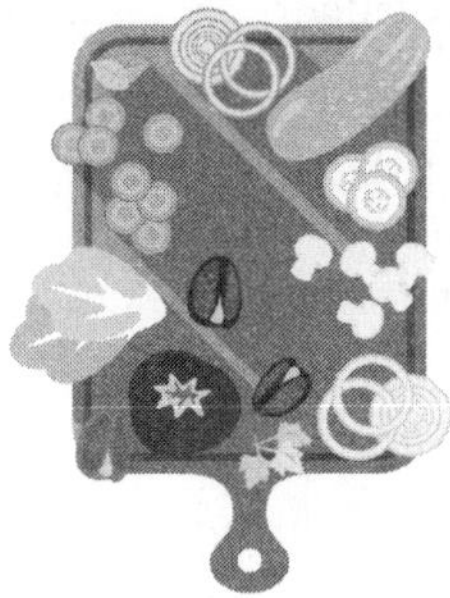

ASPERGES VERTES VERSION MIMOSA

Veggie

POUR 4 PERSONNES
PRÉPARATION : 15 MIN
CUISSON : 25 MIN

INGRÉDIENTS : 1 kg d'asperges vertes, 2 œufs, 1 citron, 200 g de fromage blanc à 0 % de MG, 1 c. à c. de moutarde, 1 bouquet de ciboulette, sel, poivre.

- Lavez les asperges et coupez les tiges de manière à les égaliser.
- Faites-les cuire à la vapeur dans une grande casserole d'eau salée pendant 10 à 15 min.
- Pendant ce temps, faites cuire les œufs pendant 10 min. Passez-les sous l'eau froide, écaillez-les, séparez les blancs des jaunes, hachez-les séparément.
- Pressez le citron.
- Préparez la sauce en mélangeant, dans un bol, le jus de citron, le fromage blanc, la moutarde et la ciboulette ciselée. Salez et poivrez.
- Dressez les asperges dans un plat creux, saupoudrez-les d'œufs mimosa.
- Servez avec la sauce au fromage blanc.

POURQUOI C'EST MAGIQUE ?

Les asperges sont riches en fibres et peu caloriques. Cette entrée apporte aussi des protéines avec les œufs et le fromage blanc.

MON CONSEIL

Réalisez cette recette en version économique et tout aussi légère avec des poireaux.

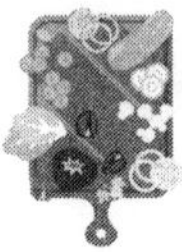

CARPACCIO DE SAINT-JACQUES ET MANGUE

Mini-calories

POUR 4 PERSONNES
PRÉPARATION : 20 MIN

INGRÉDIENTS : 12 noix de saint-jacques sans corail, 1 mangue, 1 citron vert non traité, 2 c. à s. d'huile d'olive, 1 bouquet de coriandre, 1 c. à s. de baies roses, sel, poivre.

- Rincez les noix de saint-jacques et épongez-les soigneusement sur du papier absorbant. Découpez-les en fines lamelles.
- Coupez la mangue et taillez-la en fines tranches.
- Râpez le zeste du citron vert, pressez le fruit. Versez le jus dans un bol. Ajoutez l'huile d'olive, fouettez à la fourchette. Dressez vos assiettes (veillez à ce qu'elles soient bien froides) en alternant les tranches de mangue et celles de saint-jacques.
- Arrosez les noix de saint-jacques avec la sauce au citron vert. Parsemez de zestes ce citron, de coriandre ciselée et de baies roses.
- Couvrez d'un film alimentaire et réservez au frais en attendant de servir.

POURQUOI C'EST MAGIQUE ?

Protéines et vitamines pour ce plat raffiné très frais avec un faible apport calorique (110 calories pour 100 g de chair de noix de saint-jacques).

MON CONSEIL

Réalisez cette recette avec du poisson cru (saumon, maigre…).

ENDIVES, ARTICHAUTS ET POIRE EN SALADE

Vegan

POUR 4 PERSONNES
PRÉPARATION : 15 MIN
CUISSON : 15 MIN

INGRÉDIENTS : 4 endives, 4 fonds d'artichauts surgelés, 2 poires, 2 c. à s. d'huile d'olive, 1 c. à c. de moutarde, 1 c. à s. de vinaigre balsamique, une poignée de cerneaux de noix, quelques feuilles de menthe, sel, poivre.

- Ciselez la menthe.
- Lavez et essorez les endives.
- Faites cuire les fonds d'artichauts à l'eau bouillante salée pendant 15 min, rafraîchissez-les, émincez-les.
- Pelez les poires, coupez-les en lamelles.
- Préparez la vinaigrette en mélangeant la moutarde, l'huile et le vinaigre dans un bol.
- Déposez les feuilles d'endives, les artichauts et les poires émincés dans un saladier, parsemez de noix et de menthe ciselée. Arrosez de vinaigrette, salez et poivrez.

POURQUOI C'EST MAGIQUE ?

Cinq fruits et légumes par jour ? En voici trois ! Cette association inhabituelle est riche en fibres et en vitamines, et pauvre en calories. On l'adopte tout de suite.

MON CONSEIL

Pour changer, remplacez les poires par des grains de raisin blanc.

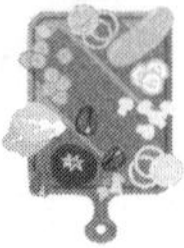

FIGUES AU JAMBON DE PARME

POUR 4 PERSONNES
PRÉPARATION : 10 MIN

INGRÉDIENTS : 4 figues fraîches bien mûres, 4 tranches de jambon de Parme très fines, quelques feuilles de basilic frais, 1 c. à s. de vinaigre balsamique, 2 c. à s. d'huile d'olive, fleur de sel, poivre du moulin.

- Lavez les figues et essuyez-les délicatement, en veillant à ne pas les abîmer. Ouvrez-les en deux.
- Ciselez le basilic et mélangez, dans un bol, le vinaigre et l'huile.
- Déposez une tranche de jambon de Parme sur chaque assiette, puis les morceaux de figues joliment dressés.
- Versez la vinaigrette à l'aide d'une cuillère. Saupoudrez de fleur de sel et donnez un tour de moulin à poivre.
- Servez frais, parsemé de basilic.

POURQUOI C'EST MAGIQUE ?

Fibres avec les figues, protéines avec le jambon, bons corps gras avec l'huile d'olive, voilà une entrée très agréable en été.

MON CONSEIL

En ajoutant deux petites boules de mozzarella allégée, des tomates cerises goûteuses et un toast de pain complet ou une bonne salade verte, cette entrée se transforme en un plat complet léger !

GASPACHO DE TOMATES BASSES CALORIES

Vegan et lunch box

POUR 4 PERSONNES
PRÉPARATION : 10 MIN
RÉFRIGÉRATION : 2 HEURES

INGRÉDIENTS : 1 kg de tomates bien mûres, 2 gousses d'ail, 1 oignon, 2 c. à s. d'huile d'olive, 2 gouttes de Tabasco®, 4 branches de basilic frais, sel, poivre.

- Épluchez les tomates et coupez-les grossièrement. Retirez les graines.
- Épluchez l'oignon, émincez-le. Pelez les gousses d'ail, retirez le germe et écrasez-les.
- Mixez les tomates, l'ail et l'oignon avec l'huile d'olive, le Tabasco®, du sel et du poivre. Goûtez pour rectifier l'assaisonnement.
- Réservez au frais au moins 2 heures.
- Ciselez finement le basilic.
- Versez le gaspacho dans des grandes tasses, parsemez de basilic ciselé.

POURQUOI C'EST MAGIQUE ?

Cocktail détonant de vitamines pour booster l'énergie sous un faible apport calorique.

MON CONSEIL

Servez avec quelques copeaux de parmesan ou des pignons grillés.

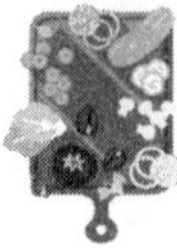

POIVRONS À L'ORIENTALE

Veggie

POUR 4 PERSONNES
PRÉPARATION : 15 MIN
CUISSON : 1 HEURE
RÉFRIGÉRATION : 1 HEURE

INGRÉDIENTS : 4 poivrons rouges et jaunes, 2 gousses d'ail, 1 c. à c. de piment doux moulu, 1 boîte de tomates pelées, 1 c. à c. de miel, huile d'olive, sel, poivre.

- Préchauffez le four à 200 °C (th. 6-7). Rincez et essuyez les poivrons.
- Sur une plaque recouverte de papier sulfurisé, faites griller les poivrons environ 20 min, jusqu'à ce que la peau ramollisse et noircisse légèrement.
- Faites-les refroidir dans un sac en plastique, puis retirez la peau délicatement et enlevez les graines. Déchirez la chair en lamelles.
- Pelez et écrasez les gousses d'ail.
- Faites chauffer un peu d'huile d'olive dans une poêle et faites revenir les lamelles de poivrons à feu doux avec l'ail et le piment pendant 10 min environ.
- Ajoutez les tomates pelées dans la poêle avec la moitié de leur jus. Salez, poivrez et ajoutez le miel en remuant doucement.
- Laissez mijoter à feu doux, sous surveillance, jusqu'à ce qu'il n'y ait quasiment plus de liquide, pendant environ 30 min.
- Laissez refroidir, puis placez au réfrigérateur pendant au moins 1 heure.

- Servez très froid en entrée ou en plat, accompagné de boulgour.

POURQUOI C'EST MAGIQUE ?

Parce c'est gourmand et léger, riche en vitamines et en fibres douces.

MON CONSEIL

Pour transformer cette entrée en un plat complet en un clin d'œil et sans faire grimacer la balance, cassez, au dernier moment, deux œufs sur les poivrons et les tomates, mélangez à la fourchette pour une brouillade, ou laissez cuire pour obtenir des œufs au plat. Ces poivrons sont encore meilleurs le lendemain !

POUSSES D'ÉPINARDS, ORANGE ET AMANDES

Vegan

POUR 4 PERSONNES
PRÉPARATION : 15 MIN

INGRÉDIENTS : 3 belles poignées de pousses d'épinards, 1 oignon rouge, 1 orange, 3 c. à s. d'amandes effilées, 2 c. à s. d'huile de sésame, 1 c. à s. de vinaigre balsamique, sel, poivre du moulin.

- Lavez et essorez les pousses d'épinards, équeutez-les. Pelez l'oignon, émincez-le finement. Épluchez l'orange, retirez soigneusement les peaux blanches et séparez les segments.
- Faites torréfier les amandes quelques minutes à la poêle, à sec. Réservez.
- Préparez la vinaigrette en mélangeant l'huile, le vinaigre, le sel et le poivre.
- Déposez les pousses d'épinards dans des assiettes creuses, ajoutez les quartiers d'orange, quelques morceaux d'oignon et les amandes.
- Arrosez de vinaigrette, c'est prêt !

POURQUOI C'EST MAGIQUE ?

Cette salade très peu calorique est rassasiante grâce à ses fibres, et elle est très riche en vitamine C en particulier.

MON CONSEIL

Transformez cette salade en plat unique en ajoutant des lamelles de poulet grillé. Vous pouvez remplacer les amandes effilées par des pignons.

RILLETTES DE COURGETTES

Low Fodmap

POUR 4 PERSONNES
PRÉPARATION : 10 MIN
RÉFRIGÉRATION : 1 HEURE

INGRÉDIENTS : 3 courgettes, 4 c. à s. de yaourt de soja, 1 c. à c. de cumin, quelques brins de ciboulette, 2 c. à s. d'huile d'olive, une pincée de piment d'Espelette, sel, poivre blanc fraîchement moulu.

- Lavez, pelez les courgettes. Faites-les cuire à l'eau 7 min environ. Égouttez.
- Mixez tous les ingrédients afin d'obtenir une texture homogène. Salez, poivrez.
- Réservez au frais.

POURQUOI C'EST MAGIQUE ?

Voilà une recette de rillettes *light* saine et délicieuse en substitut des rillettes grasses habituelles... À savourer à l'apéro ou en entrée, pour se faire plaisir et du bien en même temps !

MON CONSEIL

Servez avec des tomates cerises, des bâtonnets de carotte, des fleurettes de brocoli ou des petits toasts grillés de pain de seigle.

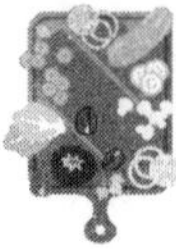

ROULEAUX DE PRINTEMPS

Veggie et lunch box

POUR 4 PERSONNES
PRÉPARATION : 30 MIN

INGRÉDIENTS : 100 g de vermicelles chinois, 2 carottes, ½ concombre, un petit cœur de laitue, 16 crevettes roses décortiquées, 8 galettes de riz, 200 g de germes de soja, quelques feuilles de menthe fraîche, quelques feuilles de coriandre, nuoc-mâm.

- Faites cuire les vermicelles dans une casserole d'eau bouillante pendant 5 min environ pour les garder *al dente*. Égouttez-les et rincez-les immédiatement à l'eau froide pour éviter qu'ils collent.
- Pelez les carottes et détaillez-les en fine julienne, émincez le concombre en bâtonnets. Coupez les feuilles de salade en fines lamelles et coupez les crevettes en deux dans la longueur, en veillant à retirer le boyau central. Réservez.
- Remplissez un saladier avec de l'eau tiède. Trempez, une par une, les galettes de riz pour qu'elles puissent ramollir.
- Préparez ensuite chaque rouleau : posez la galette sur un torchon humide, bien à plat. Disposez une feuille de laitue sur la moitié de la galette. Posez, en couches successives, quelques lamelles de carottes et de concombre, des germes de soja, quelques vermicelles, et 2 ou 3 feuilles de menthe et de coriandre ciselées.

- Rabattez un côté de la galette de riz. Disposez sur le dessus 2 morceaux de crevette. Refermez les deux côtés et roulez la galette jusqu'au bout pour refermer le rouleau.
- Servez frais, accompagné d'un bol de sauce nuoc-mâm.

POURQUOI C'EST MAGIQUE ?

Fibres et protéines sont au rendez-vous de cette recette.

MON CONSEIL

Pour les conserver jusqu'à l'heure du repas, filmez les rouleaux individuellement, ou bien conservez-les dans un torchon un peu humide.

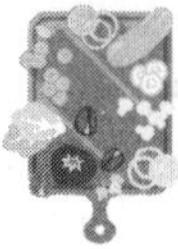

SALADE D'AGRUMES, AVOCAT ET OIGNON

Veggie

POUR 4 PERSONNES
PRÉPARATION : 15 MIN

INGRÉDIENTS : 1 oignon rouge, 2 pamplemousses, 2 oranges, 1 avocat, 1 citron, 3 c. à s. d'huile d'olive, sel, poivre.

- Épluchez l'oignon, coupez-le en rondelles fines.
- Épluchez les pamplemousses et les oranges, retirez soigneusement les peaux blanches, puis séparez les segments.
- Pelez l'avocat, prélevez la pulpe et détaillez-la en dés.
- Pressez le citron, mélangez-le avec l'huile d'olive, salez et poivrez.
- Répartissez les segments d'agrumes, les dés d'avocat et les rondelles d'oignon sur quatre assiettes, arrosez de sauce. Servez aussitôt.

POURQUOI C'EST MAGIQUE ?

Avec cette salade, vous avez, sous un faible apport calorique, les fruits et les légumes dont votre organisme a besoin. Vous faites le plein d'énergie grâce à la vitamine C contenue dans les agrumes.

MON CONSEIL

Cette salade est encore plus colorée si vous prenez des oranges sanguines.

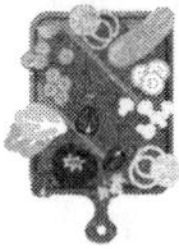

SALADE DE CAROTTES À L'ORANGE

Low Fodmap et lunch box

POUR 4 PERSONNES
PRÉPARATION : 10 MIN
RÉFRIGÉRATION : 1 HEURE

INGRÉDIENTS : 5 carottes, 1 bouquet de coriandre, 1 citron, 3 oranges, 1 c. à s. d'huile d'olive, 1 c. à s. d'eau de fleur d'oranger, 1 c. à c. de cumin en poudre, 1 poignée de raisins secs (facultatif), sel et poivre.

- Pelez et râpez les carottes. Ciselez la coriandre.
- Pressez le citron et 2 oranges et mélangez les jus dans un bol.
- Pelez à vif la troisième orange à l'aide d'un couteau pour récupérer la chair et la découper en quartiers.
- Déposez les carottes et les quartiers d'orange dans un saladier. Préparez la sauce en mélangeant les jus d'agrumes avec l'huile d'olive, l'eau de fleur d'oranger et le cumin. Salez et poivrez.
- Versez la sauce dans le saladier et mélangez bien.
- Réservez 1 heure au frigo et servez parsemé de coriandre et de raisins secs.

POURQUOI C'EST MAGIQUE ?

Cette salade est rassasiante, elle offre des fibres et de la vitamine C pour un faible apport calorique.

MON CONSEIL

Remplacez les raisins secs par des graines de sésame grillées. C'est tout aussi délicieux.

SALADE DE CHOU ROUGE AUX AMANDES GRILLÉES

Veggie

POUR 4 PERSONNES
PRÉPARATION : 10 MIN

INGRÉDIENTS : 1 chou rouge, 30 g d'amandes effilées, 1 yaourt (type bulgare), le jus d'1 citron, 1 c. à s. de vinaigre balsamique, 2 c. à s. d'huile d'olive, quelques brins de ciboulette, sel, poivre blanc.

- Faites griller les amandes à sec quelques minutes dans une poêle. Réservez.
- Lavez le chou, épluchez-le et émincez-le le plus finement possible, puis déposez-le dans un grand saladier.
- Préparez la sauce en mélangeant dans un bol le yaourt, le jus de citron, le vinaigre et l'huile. Versez sur le chou et mélangez.
- Ajoutez les amandes et la ciboulette ciselée. Salez et poivrez.

POURQUOI C'EST MAGIQUE ?

Le chou est une source de fibres et de vitamines. Les amandes sont un excellent moyen de booster l'énergie et un puissant antioxydant. Cette salade est ultra-rassasiante. Faim de loup ? N'hésitez pas à la dévorer à pleines dents, car elle doit être bien mâchée pour être digeste.

MON CONSEIL

Variez les plaisirs en remplaçant les amandes par des raisins secs, également très énergétiques. N'en abusez pas cependant, car ils sont très caloriques.

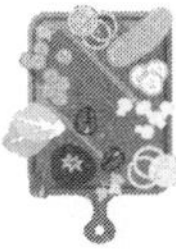

SALADE DE CREVETTES À LA MANGUE

Sans gluten et lunch box

POUR 4 PERSONNES
PRÉPARATION : 10 MIN
RÉFRIGÉRATION : 2 HEURES

INGRÉDIENTS : 2 mangues, 1 citron vert, 16 crevettes cuites, 2 c. à s. de tamari (sauce soja sans gluten), 1 bouquet de coriandre.

- Passez les mangues sous un jet d'eau, essuyez-les et ouvrez-les en deux.
- Déposez les 4 demi-mangues sur 4 assiettes creuses et videz leur contenu dans un grand saladier. Arrosez de jus de citron vert.
- Ajoutez les crevettes à ce mélange, versez le tamari et parsemez de coriandre ciselée.
- Réservez la marinade au frais au moins 2 heures.
- Répartissez joliment cette salade fraîche dans les mangues évidées.

POURQUOI C'EST MAGIQUE ?

Les crevettes sont peu caloriques et source de bonnes protéines. Les mangues quant à elles nous apportent fibres et vitamines.

MON CONSEIL

Cette recette est plus facile à réaliser si vous utilisez des morceaux de mangue en barquette. Dans ce cas, présentez-la dans des verrines. Vous pouvez aussi ajouter des dés d'avocat.

SALADE DE FENOUIL ET PETITS POIS

Sans gluten

POUR 4 PERSONNES
PRÉPARATION : 20 MIN
CUISSON : 15 MIN
MARINADE : 2 HEURES

INGRÉDIENTS : 500 g de petits pois frais (ou surgelés), 2 fenouils, 1 citron vert, 3 petits oignons nouveaux, 1 bouquet de coriandre fraîche, 2 c. à s. d'huile d'olive, un peu de sauce soja (facultatif).

- Faites cuire les petits pois à l'eau bouillante. Égouttez-les dans une passoire.
- Retirez les feuilles dures des fenouils. Rincez les bulbes et épongez-les. Râpez-les à la mandoline.
- Pressez le citron vert.
- Mettez le fenouil dans un saladier et arrosez-le de jus de citron. Mélangez.
- Émincez les oignons et ajoutez-les dans le saladier, ainsi que les petits pois.
- Laissez mariner à température ambiante 2 heures environ.
- Parsemez de coriandre ciselée et arrosez d'un filet d'huile d'olive et d'un peu de sauce soja (facultatif).

POURQUOI C'EST MAGIQUE ?

Cette salade est très rassasiante grâce aux fibres du fenouil. Servie en début de repas, elle calme les appétits les plus féroces ! Vous pouvez aussi la servir en accompagnement d'un filet de poulet ou d'un poisson grillé.

MON CONSEIL

Pour une belle assiette haute en couleurs, ajoutez si vous le souhaitez quelques carottes râpées, des lamelles de petites courgettes crues, des rondelles de radis…

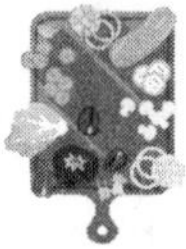

SALADE DE FÈVES ET CONCOMBRE AUX OIGNONS ROUGES

Veggie

POUR 4 PERSONNES
PRÉPARATION : 20 MIN
CUISSON : 10 MIN

INGRÉDIENTS : 1 concombre, 700 g de fèves fraîches, 1 oignon rouge, 3 c. à s. d'huile de pépins de raisin, 2 c. à s. de vinaigre de Xérès, 1 c. à c. de moutarde, 4 branches de persil plat, gros sel.

- Pelez et émincez le concombre en rondelles. Faites-le dégorger avec un peu de gros sel.
- Écossez les fèves. Faites-les blanchir quelques minutes dans une casserole d'eau bouillante. Égouttez-les dans une passoire. Pelez et émincez l'oignon rouge.
- Faites revenir un peu d'huile d'olive dans une poêle et faites dorer les fèves une dizaine de minutes. Réservez dans un saladier et ajoutez le concombre et l'oignon.
- Préparez la vinaigrette en mélangeant l'huile de pépins de raisin, le vinaigre et la moutarde.
- Parsemez de persil haché.

POURQUOI C'EST MAGIQUE ?

Voici des fibres, encore des fibres, qui rassasient et favorisent le transit. Usez et abusez du persil, source de vitamines et dont les effets dépuratifs et diurétiques sont reconnus.

MON CONSEIL

Ajoutez un oignon blanc émincé, plus piquant que l'oignon jaune, si vous aimez.

SALADE DE HARICOTS BLANCS

Vegan et lunch box

POUR 4 PERSONNES
PRÉPARATION : 15 MIN
CUISSON : 45 MIN

INGRÉDIENTS : 500 g de haricots blancs secs (ou 2 boîtes de haricots blancs), 1 concombre, 1 belle échalote, quelques feuilles de basilic, 200 g de tomates cerises, 1 c. à c. de moutarde, 2 c. à s. d'huile de noix, 1 c. à s. de vinaigre balsamique, gros sel, sel, poivre.

- Si vous optez pour des haricots secs, faites-les tremper au préalable 12 heures dans l'eau froide. Puis faites-les cuire 45 min dans une casserole d'eau bouillante.
- Pelez le concombre, coupez-le en petits morceaux et faites-le dégorger dans une passoire avec un peu de gros sel.
- Égouttez les haricots et réservez-les dans un grand saladier.
- Émincez finement l'échalote, ciselez le basilic et coupez les tomates en deux. Mélangez tous les ingrédients dans le saladier.
- Préparez la vinaigrette et versez-la sur la salade. Salez et poivrez. Mélangez délicatement.

POURQUOI C'EST MAGIQUE ?

Les haricots blancs contiennent une quantité importante de fibres qui rassasient. Et ils apportent des protéines végétales, qui nourrissent sans apporter de graisses.

MON CONSEIL

Pour varier, remplacez le basilic par de la menthe.

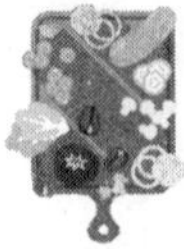

SALADE DE LANGOUSTINES

Sans gluten

POUR 4 PERSONNES
PRÉPARATION : 20 MIN

INGRÉDIENTS : 24 langoustines, 125 g de haricots verts très fins, 1 sachet de mâche, 2 échalotes, 1 c. à s. de jus de citron vert, 2 c. à s. d'huile d'olive, 1 c. à c. de vinaigre de Xérès, gros sel, poivre.

- Portez à ébullition une grande casserole d'eau avec une pincée de gros sel. Plongez les langoustines et faites-les cuire 3 min environ. Égouttez-les.
- Équeutez les haricots, lavez-les et coupez-les en tronçons de 4 cm de long. Faites-les cuire 5 min à la vapeur. Passez-les sous l'eau pour qu'ils restent bien verts et croquants, et réservez.
- Rincez et essorez la salade. Mettez-la dans un grand saladier avec les haricots.
- Pelez et émincez les échalotes. Ajoutez-les dans le saladier.
- Décortiquez les langoustines. Réservez-les.
- Préparez la vinaigrette en mélangeant le jus de citron, l'huile et le vinaigre dans un bol.
- Déposez les feuilles de salade dans 4 assiettes et posez les langoustines au centre.
- Arrosez de vinaigrette et dégustez aussitôt.

POURQUOI C'EST MAGIQUE ?

Les langoustines sont peu caloriques (90 calories pour 100 g) et apportent des protéines précieuses pour garder une belle musculature. Haricots verts et salade sont riches en fibres. Cette salade est à la fois raffinée et ultra-saine.

MON CONSEIL

Cette recette de fête peut se décliner en version plus économique avec des crevettes roses, ou du crabe, ou encore du thon au naturel.

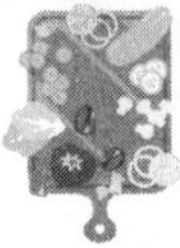

SALADE DE LENTILLES ET CONCOMBRE

Vegan et lunch box

POUR 4 PERSONNES
PRÉPARATION : 15 MIN
CUISSON : 20 MIN

INGRÉDIENTS : 300 g de lentilles du Puy, ½ concombre, 1 gousse d'ail, 1 feuille de laurier, 1 botte de cerfeuil, 1 citron bio, 2 c. à s. d'huile d'olive, 1 c. à s. de vinaigre de cidre, 2 c. à c. de purée de noix de cajou, sel, poivre du moulin.

- Pelez la gousse d'ail.
- Rincez les lentilles et mettez-les dans une grande casserole d'eau froide, avec l'ail et le laurier. Portez à ébullition, puis laissez mijoter une vingtaine de minutes. Égouttez.
- Pendant la cuisson, pelez, égrainez et émincez le concombre en petits cubes. Lavez le cerfeuil et retirez les tiges. Pressez le citron.
- Préparez la vinaigrette en fouettant, à la fourchette, l'huile, le vinaigre, le jus de citron et la purée de noix de cajou. Salez et poivrez.
- Versez les lentilles dans un saladier avec les feuilles de cerfeuil et les dés de concombre. Arrosez de vinaigrette, mélangez bien.

POURQUOI C'EST MAGIQUE ?

Les lentilles représentent un bon apport de protéines végétales. Elles sont rassasiantes et riches en minéraux et vitamines. Ce plat est parfaitement équilibré, grâce aux fibres du concombre et du cerfeuil, pour un repas sans protéines animales.

MON CONSEIL

Pour un dîner léger, complétez avec une salade verte. Si vous tenez aux protéines animales, optez pour un filet de saumon poché, et oubliez les saucisses fumées…

SALADE DE MÂCHE EN COULEURS

Veggie

POUR 4 PERSONNES
PRÉPARATION : 15 MIN

INGRÉDIENTS : 2 poivrons rouges, 1 sachet de mâche, 1 échalote, 1 boîte ou 1 sachet de crabe au naturel, 1 c. à c. de câpres, quelques brins de persil, sel, poivre.

POUR LA VINAIGRETTE : ½ c. à c. de curry, ½ c. à c. de moutarde forte, ½ c. à c. de moutarde à l'ancienne, 1 c. à s. de vinaigre de vin, 1 c. à s. de vinaigre balsamique, 3 c. à s. d'huile d'olive, 1 botte de ciboulette, sel, poivre.

- Coupez les poivrons en petits morceaux. Lavez et égouttez la salade. Émincez l'échalote.
- Mélangez tous les ingrédients dans un grand saladier. Réservez au frais.
- Préparez la vinaigrette en mélangeant, dans un bol, le curry, le sel, le poivre.
- Ajoutez les moutardes et les vinaigres. Mélangez bien l'ensemble pour obtenir une base de sauce épaisse.
- Introduisez petit à petit l'huile d'olive et fouettez jusqu'à ce que la sauce devienne onctueuse.
- Au moment de servir, arrosez copieusement la salade de la vinaigrette et parsemez-la de ciboulette ciselée.

POURQUOI C'EST MAGIQUE ?

La mâche est une salade qui apporte rapidement une sensation de satiété. Parmi ses grandes qualités, ses vitamines et ses fibres.

MON CONSEIL

Vous pouvez ajouter des champignons crus émincés pour un apport en fibres plus important, ou encore remplacer le crabe par de grosses crevettes roses.

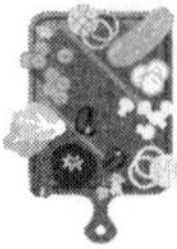

SALADE D'ORANGE ET DE FENOUIL

Low Fodmap et vegan et lunch box

POUR 4 PERSONNES
PRÉPARATION : 10 MIN

INGRÉDIENTS : 2 grosses oranges, 2 fenouils, 1 oignon rouge, 1 poignée d'olives vertes dénoyautées, 3 c. à s. d'huile d'olive, poivre du moulin.

- Épluchez les oranges, séparez les segments et coupez-les en morceaux. Émincez les fenouils en fines tranches.
- Épluchez l'oignon, coupez-le en rondelles et rincez-le plusieurs fois dans l'eau pour qu'il soit moins relevé. Égouttez.
- Réunissez tous les ingrédients dans un saladier, ajoutez les olives coupées en deux et arrosez d'huile d'olive. Poivrez.

POURQUOI C'EST MAGIQUE ?

Ce festival de fibres et de vitamines est parfait pour booster l'organisme et le rassasier. Les gros appétits apprécieront !

MON CONSEIL

Évitez de saler, car les olives sont déjà assez assaisonnées.

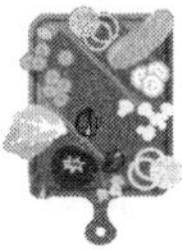

SALADE DE POIS CHICHES À LA MENTHE

Veggie et lunch box

POUR 4 PERSONNES
PRÉPARATION : 10 MIN

INGRÉDIENTS : 1 boîte de pois chiches au naturel, 3 c. à c. de ras el-hanout, 1 citron, 3 c. à s. d'huile d'olive, 2 c. à c. de miel, 5 branches de menthe, sel, poivre.

- Égouttez les pois chiches, rincez-les, versez-les dans un saladier et ajoutez le ras el-hanout.
- Pressez le citron, versez le jus dans le saladier et mélangez-le bien à la cuillère avec les pois chiches.
- Dans un bol, préparez la vinaigrette en mélangeant l'huile d'olive, le miel, le sel et le poivre, et versez-la sur les pois chiches.
- Parsemez cette salade de feuilles de menthe finement ciselées.

POURQUOI C'EST MAGIQUE ?

Les pois chiches sont une très bonne source de protéines végétales, riches en vitamines, et surtout dénués de matières grasses, les ennemies d'un corps de rêve.

MON CONSEIL

Ajoutez des petits dés de citron confit, ou encore des dés de poivron rouge.

SOUPE À L'AIL ET À LA SAUGE

Vegan et super-détox

POUR 4 PERSONNES
PRÉPARATION : 20 MIN

INGRÉDIENTS : 1 litre de bouillon de légumes, 3 gousses d'ail, 10 feuilles de sauge.

- Épluchez les gousses d'ail.
- Faites bouillir le bouillon de légumes avec les gousses d'ail.
- Ajoutez les feuilles de sauge et faites cuire 15 min.
- Répartissez la soupe dans de grands bols et servez très chaud.

POURQUOI C'EST MAGIQUE ?

Les vertus digestives, dépuratives et antiseptiques de la sauge et de l'ail font de cette soupe un élixir de santé et de minceur. C'est une diète détox à s'offrir en cas d'excès (repas de fête, déjeuner trop copieux, etc.).

MON CONSEIL

Servez cette soupe détox accompagnée de petits toasts au fromage ou parsemez-la de fromage râpé ou de copeaux de parmesan. Elle peut aussi être agrémentée de vermicelles et se transformer en plat complet.

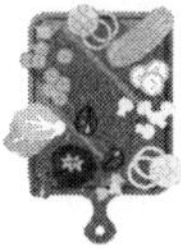

SOUPE AU BLÉ ET AU CHOU KALE

Veggie

POUR 4 PERSONNES
PRÉPARATION : 10 MIN
CUISSON : 40 MIN

INGRÉDIENTS : 6 feuilles de chou kale, 250 g de blé concassé, 2 carottes, 2 courgettes, 1 oignon, 1 cube de bouillon de légumes bio, quelques feuilles de basilic, 1 c. à s. d'huile d'olive, poivre du moulin.

- Pelez, lavez les carottes et les courgettes et coupez-les en morceaux. Épluchez et émincez l'oignon.
- Faites dorer l'oignon dans une sauteuse avec un peu d'huile, puis faites revenir les carottes et les courgettes.
- Ajoutez les feuilles de kale coupées en très fines lamelles, le blé et le bouillon, et couvrez de 2 litres d'eau. Mélangez et poivrez.
- Faites cuire à légère ébullition pendant 30 min environ.
- Versez dans des bols à potage et ajoutez le basilic ciselé.

POURQUOI C'EST MAGIQUE ?

Le chou kale est le roi de la détox, nécessaire pour avoir un corps de rêve. Cette soupe qui réunit le blé, fournisseur des protéines végétales, et les légumes, source de fibres et de vitamines, est à la fois nourrissante et très saine.

MON CONSEIL

Si vous n'appréciez pas le goût du chou kale, prenez du chou vert.

SOUPE DE COURGETTES ET DE CHAMPIGNONS

Vegan

POUR 4 PERSONNES
PRÉPARATION : 20 MIN

INGRÉDIENTS : 3 courgettes, 400 g de champignons de Paris, 1 oignon, 20 g de gingembre, 1 c. à c. de curcuma en poudre, 1 litre de bouillon de légumes bio, ½ avocat, quelques feuilles de coriandre fraîche, 1 c. à s. d'huile d'olive ou 1 c. à s. de crème fraîche allégée.

- Émincez l'oignon et le gingembre. Faites-les revenir dans un peu d'huile d'olive.
- Émincez les courgettes et les champignons et ajoutez-les dans la poêle avec le curcuma en poudre. Faites rôtir tout doucement.
- Versez le bouillon sur les légumes et faire cuire 10 min, jusqu'à ce que les courgettes et les champignons soient tendres. Mixez dans un blender en ajoutant le demi-avocat pour donner de l'onctuosité.
- Servez parsemé de coriandre fraîche, avec un filet d'huile d'olive ou 1 c. à s. de crème fraîche allégée.

POURQUOI C'EST MAGIQUE ?

Des fibres douces et un goût délicat, pour bien s'hydrater. Cette soupe est idéale pour se rassasier un peu en début de repas.

MON CONSEIL

Vous pouvez renouveler cette recette en optant pour le mariage, tout aussi délicieux, potiron-fenouil (avec des graines de courges grillées !).

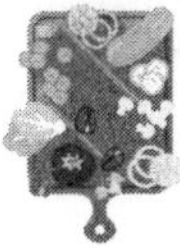

SOUPE DE FENOUIL, CAROTTE ET GINGEMBRE

Vegan et super-détox

POUR 4 PERSONNES
PRÉPARATION : 15 MIN
CUISSON : 30 MIN

INGRÉDIENTS : 4 carottes, 2 bulbes de fenouil, 2 cm de gingembre frais, 1 échalote, 1 cube de bouillon de légumes bio, 1 bouquet de coriandre, sel, poivre.

- Épluchez les carottes et l'échalote et coupez-les en morceaux. Émincez le fenouil.
- Pelez et râpez le gingembre.
- Dans une sauteuse, faites chauffer l'huile et faites dorer l'échalote.
- Ajoutez les carottes, puis le fenouil et le gingembre râpé, et faites-les sauter quelques minutes.
- Versez de l'eau à hauteur avec le bouillon et faites cuire 30 min à couvert.
- Passez au mixeur plongeant, salez et poivrez.
- Servez chaud, parsemé de coriandre ciselée.

POURQUOI C'EST MAGIQUE ?

Le fenouil est un excellent légume qui, soús un faible apport calorique, purifie l'organisme, élimine les toxines et apporte une rapide satiété. La carotte l'adoucit, le gingembre le booste. Une super-soupe à déguster sans complexe !

MON CONSEIL

Vous pouvez remplacer la coriandre par du persil plat ou du basilic.

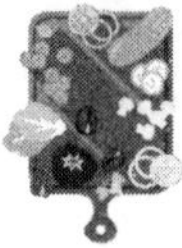

SOUPE DE MELON PARFUMÉ

Mini-calories

POUR 4 PERSONNES
PRÉPARATION : 10 MIN
RÉFRIGÉRATION : 2 HEURES

INGRÉDIENTS : 1 melon, quelques glaçons, 1 bouquet de coriandre fraîche, 1 bâton de citronnelle, sel, poivre.

- Coupez la chair du melon en morceaux et mettez-la dans le bol du mixeur.
- Versez les glaçons et mixez jusqu'à obtention d'une consistance homogène.
- Ajoutez coriandre ciselée et la citronnelle très finement émincée. Salez et poivrez.
- Mélangez bien et réservez au moins 2 heures au frais.

POURQUOI C'EST MAGIQUE ?

Gorgé d'eau, le melon est l'un des aliments les moins caloriques. En été, servie en entrée, cette recette réhydrate et apporte une sensation de satiété qui permet d'être plus modéré pour la suite du repas.

MON CONSEIL

Vous pouvez réaliser cette recette avec des billes de melon surgelées. Inutile alors d'ajouter des glaçons. La coriandre peut être remplacée par des feuilles de menthe.

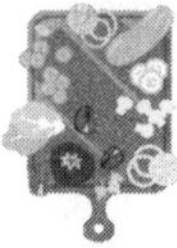

SOUPE MISO

Veggie et super-détox

POUR 4 PERSONNES
PRÉPARATION : 15 MIN
CUISSON : 30 MIN

INGRÉDIENTS : 1 litre de bouillon de légumes, ½ poireau, 1 carotte, 2 feuilles d'algue wakamé déshydratées (facultatif), 100 g de tofu ferme, 3 c. à s. de shiro miso (variété de miso blanc, la moins salée), quelques graines de sésame, quelques brins de ciboulette (ou de coriandre fraîche).

- Portez le bouillon à ébullition. Réduisez la chaleur au minimum.
- Nettoyez et émincez le poireau, pelez la carotte et détaillez-la en julienne. Ajoutez les légumes au bouillon et faites cuire à feu doux pendant 15 min environ, jusqu'à ce que les légumes soient cuits.
- Pendant ce temps, réhydratez les algues wakamé dans un bol d'eau tiède une dizaine de minutes.
- Coupez le tofu en petits dés. Ajoutez-le, avec les algues, au bouillon, et laissez frémir une dizaine de minutes encore.
- Dans un bol, délayez le miso avec un peu de bouillon jusqu'à ce que cela forme une pâte épaisse sans grumeaux. Ajoutez-le à la soupe et mélangez.
- Répartissez dans des bols ou des assiettes creuses.
- Servez bien chaud, saupoudré de graines de sésame et de ciboulette ciselée.

POURQUOI C'EST MAGIQUE ?

Voilà une soupe archi-saine composée de nutriments qui ne vous veulent que du bien… Le miso, reconnu comme aliment santé au Japon, est un dépolluant, allié de la flore intestinale, qui plus est très peu pourvu en calories ! L'algue wakamé est également reconnue pour ses vertus protectrices. Cette soupe réhydrate l'organisme, l'aide à éliminer sous un apport calorique minime.

MON CONSEIL

Foncez dans une épicerie asiatique dénicher tous ces trésors ! Et profitez-en pour remplacer le bouillon de légumes classique par un bouillon de dashi, LE bouillon de base de la soupe miso constitué de bonite séchée. Vous pouvez aussi ajouter des crevettes grillées et des champignons shiitakés séchés, excellents alliés, eux aussi, de la ligne et la santé !

SOUPE DE POIS CHICHES AU CUMIN

Vegan

POUR 4 PERSONNES
PRÉPARATION : 10 MIN
CUISSON : 20 MIN

INGRÉDIENTS : 2 carottes, 1 oignon, 1 boîte de pois chiches au naturel, 2 c. à c. de cumin, 1 c. à c. de paprika, 1 litre de bouillon de légumes, 1 c. à s. d'huile d'olive, poivre.

- Pelez les carottes et l'oignon, et émincez-les.
- Faites chauffer un peu d'huile dans une cocotte et faites blondir l'oignon et les carottes émincés.
- Ajoutez les pois chiches bien égouttés, le cumin, le paprika et le bouillon de légumes, et faites cuire, à couvert, pendant 20 min, en remuant de temps en temps. Poivrez.
- Mixez à l'aide d'un mixeur plongeant et servez bien chaud dans des grands bols.

POURQUOI C'EST MAGIQUE ?

Cette soupe est riche en fibres, en glucides et en protéines végétales, particulièrement rassasiantes.

MON CONSEIL

Pour un effet encore plus rassasiant, ne mixez pas cette soupe.

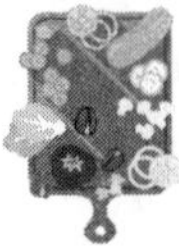

VERRINES DE BETTERAVES

Vegan et sans gluten

POUR 4 PERSONNES
PRÉPARATION : 10 MIN

INGRÉDIENTS : 500 g de betteraves cuites et pelées (3 betteraves moyennes), 1 citron, 2 gousses d'ail, 1 c. à s. de tahini (pâte de sésame), 3 c. à c. de cumin en poudre, 2 c. à s. d'huile d'olive, quelques tiges de ciboulette, sel, poivre.

- Coupez les betteraves grossièrement et mettez-les dans le bol d'un mixeur.
- Pressez le citron et versez le jus dans le bol du mixeur. Pelez et écrasez les gousses d'ail, ajoutez-les.
- Ajoutez enfin le tahini, le cumin et l'huile d'olive, salez et poivrez. Mixez jusqu'à obtenir une pâte lisse et bien homogène.
- Servez dans des verrines et saupoudrez de ciboulette ciselée.

POURQUOI C'EST MAGIQUE ?

La betterave est un concentré de fibres et de vitamines, avec un faible apport calorique. Le jus de citron apporte de la vitamine C, et l'huile d'olive des acides gras bons pour la santé.

MON CONSEIL

Accompagnez de fines tranches de pain de seigle.

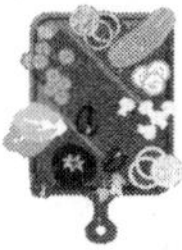

TOMATES CERISES FARCIES

Veggie et lunch box

POUR 4 PERSONNES
PRÉPARATION : 10 MIN
RÉFRIGÉRATION : 2 HEURES

INGRÉDIENTS : 250 g de tomates cerises, quelques feuilles de basilic et de ciboulette, 40 g de fromage frais allégé (type brousse), 1 pincée de paprika (facultatif), sel, poivre du moulin.

- Lavez et séchez les tomates, découpez-leur un chapeau et évidez-les avec une petite cuillère.
- Lavez et séchez le basilic et la ciboulette, puis ciselez les feuilles finement.
- Dans un bol, mélangez le fromage, les herbes et le paprika. Salez, poivrez et mélangez bien.
- Remplissez les tomates de la farce au fromage et chapeautez-les.
- Dressez sur un plat de service et réservez au frais 2 heures.

POURQUOI C'EST MAGIQUE ?

Voici un plein de fraîcheur, de fibres et de vitamines pour une mise en bouche légère.

MON CONSEIL

Servez à l'apéritif ou en entrée, avec une salade de jeunes pousses.

TZATZIKI *LIGHT*

Mini-calories et lunch box

POUR 4 PERSONNES
PRÉPARATION : 10 MIN
DÉGORGEMENT : 20 MIN
RÉFRIGÉRATION : 1 HEURE

INGRÉDIENTS : 1 concombre, 1 gousse d'ail, quelques feuilles de menthe (ou quelques brins d'aneth), 250 g de fromage blanc à 0 % de MG, le jus de ½ citron, 1 c. à s. d'huile d'olive (facultatif), sel, poivre.

- Pelez et épépinez le concombre, puis coupez-le en petits dés. Faites-le dégorger dans une passoire avec un peu de sel pendant 20 min.
- Pelez et hachez finement la gousse d'ail. Lavez, séchez et ciselez les herbes.
- Versez le fromage blanc dans un saladier. Ajoutez le concombre égoutté, l'ail, les herbes et le jus de citron. Mélangez bien.
- Filmez le saladier et réservez le tzatziki au moins 1 heure avant de servir.

POURQUOI C'EST MAGIQUE ?

Cette recette peut être servie en plat principal en doublant les proportions, car l'apport en protéines est important, pour une faible addition calorique (50 calories pour 100 g de fromage blanc à 0 %).

MON CONSEIL

Accompagnez ce plat de crudités (carotte, chou-fleur) ou de saumon cru, ou servez-le sur des toasts de pain complet.

Plats gourmands

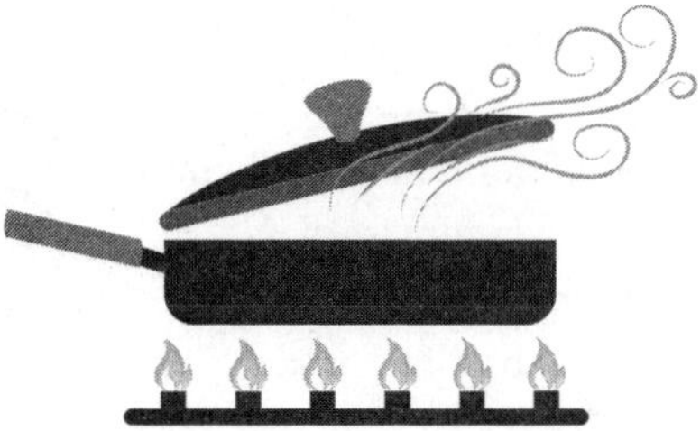

AVOCATS AUX RILLETTES DE THON ET BASILIC

POUR 4 PERSONNES
PRÉPARATION : 15 MIN
RÉFRIGÉRATION : 1 HEURE

INGRÉDIENTS : 4 avocats, 400 g de thon au naturel, 2 citrons, 2 branches de basilic, 400 g de fromage blanc à 20 % de MG, 1 c. à s. de moutarde, 1 poivron rouge (facultatif), sel, poivre.

- Égouttez le thon et émiettez-le à la fourchette dans un saladier.
- Pressez les citrons. Hachez le basilic.
- Ajoutez le fromage blanc, la moutarde, le jus de citron, le basilic, le sel et le poivre. Mélangez bien.
- Réservez au frigo au moins 1 heure.
- Au moment de servir, coupez les avocats en deux. Arrosez d'un filet de citron, prélevez la chair, coupez-la en gros dés que vous répartirez dans quatre verrines.
- Recouvrez les dés d'avocats de rillettes de thon. Décorez avec quelques dés de poivron rouge.

POURQUOI C'EST MAGIQUE ?

Les avocats sont riches en calories, mais ils apportent à la fois des fibres, des vitamines et des corps gras précieux pour la santé. Le thon et le fromage blanc sont riches en protéines. Dégustez ces verrines en plat principal, le soir, par exemple.

MON CONSEIL

Vous pouvez remplacer le basilic par du persil ou de la ciboulette, ou encore parfumer les rillettes de thon avec une cuillerée à café de paprika.

BLANCS DE POULET VITAMINÉS

POUR 4 PERSONNES
PRÉPARATION : 20 MIN
CUISSON : 15 MIN

INGRÉDIENTS : 4 filets de poulet de 120 g environ, 1 poignée d'amandes effilées, 2 têtes de brocoli, 1 avocat, 2 pommes Granny-Smith,

POUR LA VINAIGRETTE : 2 c. à c. de moutarde, 3 c. à s. d'huile de pépins de raisin, 2 c. à s. de vinaigre balsamique, 1 orange, 1 bouquet de basilic.

- Faites revenir les amandes à sec dans une poêle quelques minutes, puis réservez.
- Pochez les filets de poulet en les déposant 10 min dans une casserole d'eau bouillante. Réservez dans un plat creux.
- Faites cuire les brocolis 5 min dans une casserole d'eau bouillante (ils doivent rester croquants).
- Coupez l'avocat en dés et le poulet en fines lamelles, ajoutez les têtes de brocoli et les pommes coupées, de préférence à la mandoline.
- Préparez la vinaigrette en fouettant tous les ingrédients et versez sur la salade. Parsemez de basilic ciselé et d'amandes effilées grillées.

POURQUOI C'EST MAGIQUE ?

Ce plat très léger allie des protéines pour conserver des muscles galbés, des vitamines et des fibres pour une bonne satiété qui vous évitera le grignotage à 17 heures ou en fin de soirée.

MON CONSEIL

Vous pouvez réaliser cette recette avec des cerneaux de noix, en utilisant alors un mélange d'huile de noix et d'huile de colza à parts égales pour la vinaigrette.

BŒUF-CAROTTES CONFIT AU THYM

Ventre plat

POUR 4 PERSONNES
PRÉPARATION : 15 MIN
CUISSON : 3 HEURES

INGRÉDIENTS : 1 kg de carottes, 700 g de joue de bœuf, 1 oignon, 2 clous de girofle, 1 feuille de laurier, 2 branches de thym, 1 litre de bouillon de bœuf dégraissé, 2 c. à s. d'huile d'olive, 4 branches de persil plat, sel, poivre.

- Pelez les carottes et émincez-les en fines rondelles.
- Pelez l'oignon, piquez-le de clous de girofle.
- Rincez la joue de bœuf à l'eau froide, séchez-la avec un essuie-tout et coupez-la en gros cubes.
- Faites chauffer l'huile dans une sauteuse, puis faites roussir les morceaux de viande à feu vif pendant 5 min. Ajoutez le laurier, le thym, les légumes, et mouillez avec le bouillon.
- Portez à ébullition, puis couvrez et laissez cuire à feu très doux pendant 3 heures en mélangeant de temps en temps. Vérifiez l'assaisonnement.
- Retirez l'oignon, le laurier, puis répartissez viande et carottes dans quatre petites marmites individuelles. Arrosez de jus de cuisson, parsemez de quelques feuilles de persil ciselé et servez immédiatement.

POURQUOI C'EST MAGIQUE ?

La joue de bœuf est l'un des morceaux du bœuf les plus pauvres en calories (110 calories pour 100 g) pour un apport record en vitamines et minéraux. Les carottes, avec leurs fibres, complètent l'aspect santé et minceur de ce plat.

MON CONSEIL

Préparez ce plat à l'avance, il est encore meilleur réchauffé et il se congèle très bien.

CABILLAUD EN PAPILLOTE

Mini-calories

POUR 4 PERSONNES
PRÉPARATION : 10 MIN
CUISSON : 15 MIN

INGRÉDIENTS : 4 dos de cabillaud de 130 à 150 g chacun, 1 citron vert, fleur de sel, poivre.

- Préchauffez le four à 210 °C (th. 7).
- Pelez le citron vert et coupez la pulpe en petits dés.
- Découpez 4 feuilles d'aluminium et déposez sur chacune d'elles un dos de cabillaud. Assaisonnez d'une pincée de fleur de sel, un peu de poivre et de quelques dés de citron vert. Refermez les papillotes et enfournez pour 15 min.

POURQUOI C'EST MAGIQUE ?

Cette recette est très légère, car le cabillaud est peu calorique (83 calories pour 100 g).

MON CONSEIL

Pour varier, remplacez le cabillaud par du saumon et ajoutez des feuilles d'estragon ciselé.

CALAMARS SAUTÉS À L'AIL

Mini-calories

POUR 4 PERSONNES
PRÉPARATION : 10 MIN
CUISSON : 10 MIN

INGRÉDIENTS : 1 kg d'anneaux de calamars, 1 gousse d'ail, 1 bouquet de persil frais, 2 c. à s. d'huile d'olive, 1 c. à s. de vinaigre de Xérès, sel, poivre du moulin.

- Rincez les anneaux de calamars à l'eau froide, puis séchez-les.
- Pelez et hachez l'ail, ciselez le persil.
- Dans une sauteuse, faites chauffer 1 c. à s. d'huile d'olive et faites revenir les calamars à feu vif pendant une dizaine de minutes avec l'ail écrasé. Salez et poivrez.
- Déglacez avec 1 c. à s. de vinaigre de Xérès.
- Parsemez de persil ciselé et servez aussitôt.

POURQUOI C'EST MAGIQUE ?

Les calamars sont peu caloriques, lorsqu'ils ne sont pas frits ou noyés dans le beurre ! Cette recette vous apporte de bonnes protéines sans nuire à votre ligne.

MON CONSEIL

Pour varier, ajoutez un peu de coulis de tomates dans la sauteuse. Servez avec du riz nature.

CEVICHE DE MAIGRE À LA CORIANDRE

Mini-calories

POUR 4 PERSONNES
PRÉPARATION : 20 MIN
MARINADE : 3 HEURES

INGRÉDIENTS : 600 g de filet de maigre sans la peau, 1 gousse d'ail écrasée, un petit morceau de gingembre frais écrasé, 25 cl de citron vert, 2 c. à s. d'huile d'olive, 1 bouquet de coriandre, sel, poivre.

- Rincez les filets de poisson, épongez-les et coupez-les en petits cubes de 3 cm environ. Faites mariner dans un bol d'eau froide salée au frais 1 heure.
- Sortez les morceaux de poisson, séchez-les et déposez-les dans un saladier.
- Ajoutez le gingembre et l'ail. Arrosez de jus de citron et laissez mariner 2 heures au réfrigérateur, en mélangeant de temps en temps.
- Déposez le poisson dans des assiettes. Salez, poivrez et arrosez d'huile d'olive. Parsemez de coriandre hachée.

POURQUOI C'EST MAGIQUE ?

Le ceviche, poisson cru mariné au citron vert, est un plat très prisé en Amérique du Sud et que l'on a tout intérêt à adopter : léger, sain et délicieusement parfumé… Laissez-vous tenter par ce tartare latino ! Le maigre est l'un des poissons les moins caloriques et il se prête très bien à cette recette.

MON CONSEIL

Vous pouvez ajouter un oignon rouge, de la mangue en morceaux et un peu de piment pour une marinade plus relevée.

CHILI DE LÉGUMES

Veggie et lunch box

POUR 4 PERSONNES
PRÉPARATION : 15 MIN
CUISSON : 25 MIN

INGRÉDIENTS : 1 oignon rouge, 3 poivrons rouges, 3 tomates, 1 boîte de pulpe de tomate, 200 g de haricots rouges cuits, 1 c. à s. d'huile d'olive, 1 cube de bouillon de légumes, 1 c. à c. d'épices pour chili, sel, poivre.

- Épluchez et hachez l'oignon.
- Lavez les légumes, détaillez les poivrons en fines lamelles et les tomates en gros dés.
- Faites chauffer l'huile dans une sauteuse, mettez l'oignon, laissez fondre pendant 3 min, puis ajoutez les poivrons et les tomates, et saupoudrez d'épices à chili. Laissez cuire pendant 10 min, puis ajoutez les haricots rouges, le bouillon et la pulpe de tomate, salez légèrement, mélangez. Laissez cuire encore pendant 15 min. Vérifiez l'assaisonnement.
- Servez bien chaud.

POURQUOI C'EST MAGIQUE ?

Ce plat est très complet : les haricots rouges représentent une bonne source de protéines végétales et ont un effet très rassasiant. Tomates et poivrons apportent leurs fibres et leurs vitamines.

MON CONSEIL

Faites bien cuire les haricots rouges si vous avez une digestion parfois difficile. Agrémentez cette recette de grains de maïs bien égouttés.

DORADE AU FOUR

Mini-calories

POUR 4 PERSONNES
PRÉPARATION : 20 MIN
CUISSON : 50 MIN

INGRÉDIENTS : 1 dorade vidée et écaillée (2 kg environ), 2 pommes de terre, 1 oignon, 2 courgettes, 2 tomates, 2 c. à s. d'huile d'olive, 2 citrons, 20 cl de vin blanc, 2 feuilles de laurier, quelques branches de romarin, sel, poivre.

- Préchauffez le four à 180 °C (th. 6).
- Pelez les pommes de terre et l'oignon.
- Émincez les légumes en rondelles et déposez-les par couches dans un plat résistant au four, arrosés d'huile d'olive. Salez, poivrez et ajoutez le laurier et le romarin.
- Enfournez pour 30 min environ.
- Sortez le plat et déposez la dorade, nappez de jus de citron et de vin blanc.
- Enfournez de nouveau, pour 20 min environ.

POURQUOI C'EST MAGIQUE ?

Avec 76 calories pour 100 g, la dorade est l'un des champions de l'alimentation légère.

MON CONSEIL

Vous pouvez remplacer le poisson entier par des filets, frais ou surgelés.

FILETS DE MAQUEREAU SAUTÉS ET POÊLÉE DE LÉGUMES CROQUANTS

Low Fodmap

POUR 4 PERSONNES
PRÉPARATION : 15 MIN
CUISSON : 15 MIN

INGRÉDIENTS : 16 filets de maquereau frais (sans arêtes), 2 carottes, 1 courgette, 1 oignon, 2 poivrons, 3 c. à s. d'huile d'olive, fleur de sel, poivre du moulin.

- Épluchez les carottes et la courgette et émincez-les en rondelles, ainsi que l'oignon. Rincez les poivrons et coupez la chair en fines lamelles.
- Faites blondir l'oignon dans une sauteuse avec l'huile, ajoutez les carottes, les courgettes et les poivrons, et faites-les revenir (ils doivent rester croquants). Salez, poivrez et réservez.
- Dans une poêle antiadhésive, faites griller les filets de maquereau 3 min, côté face, à feu moyen. Puis retournez-les et prolongez la cuisson encore 2 min.
- Dressez les légumes dans un plat de service, déposez dessus les filets de maquereau et parsemez de fleur de sel.

POURQUOI C'EST MAGIQUE ?

Fibres et protéines avec peu de corps gras, c'est le secret d'une bonne satiété avec de l'énergie et des vitamines.

MON CONSEIL

Réalisez cette recette avec des pavés de saumon ou des filets de merlan, par exemple, simplement pochés.

FLAN THON-TOMATES

Low Fodmap

POUR 4 PERSONNES
PRÉPARATION : 10 MIN
CUISSON : 20 MIN

INGRÉDIENTS : 1 boîte de thon blanc au naturel (400 g), 4 tomates, 4 œufs, 2 c. à s. de crème fraîche allégée, 1 c. à s. d'huile d'olive, quelques feuilles de basilic, 2 c. à s. de parmesan râpé, sel, poivre.

- Préchauffez le four à 180 °C (th. 6). Huilez très légèrement un plat à gratin.
- Émiettez le thon dans le plat à gratin.
- Lavez et pelez les tomates. Coupez-les en tranches fines et déposez-les dans le plat.
- Dans un bol, fouettez les œufs, la crème, salez et poivrez. Versez la préparation dans le plat.
- Enfournez pour 20 min environ.
- Sortez le plat du four, parsemez le flan de basilic ciselé et de parmesan.

POURQUOI C'EST MAGIQUE ?

Protéines et fibres, la bonne alliance pour la forme et les formes !

MON CONSEIL

Préparez ce flan dans des petits plats individuels, c'est plus raffiné. Vous pouvez ajouter de l'origan, épice qui se marie très bien avec la tomate.

GALETTES DE QUINOA

Veggie

POUR 4 PERSONNES
PRÉPARATION : 25 MIN
CUISSON : 45 MIN

INGRÉDIENTS : 250 g de quinoa, 1 oignon, 1 petite tête de brocoli, 2 carottes, 1 œuf, 20 g de fécule, 2 c. à s. d'huile d'olive, quelques brins de cerfeuil, sel, poivre du moulin.

- Rincez le quinoa et faites-le cuire pendant 15 min dans trois fois son volume d'eau.
- Faites chauffer 1 c. à s. d'huile d'olive dans une poêle et faites revenir les légumes préalablement pelés et émincés avec l'oignon coupé finement.
- Dans un saladier, battez l'œuf en omelette avec la fécule, puis ajoutez le quinoa refroidi, les légumes et le cerfeuil ciselé. Salez, poivrez. Formez des petites galettes pas trop épaisses et de taille équivalente.
- Déposez les galettes dans une poêle avec l'huile restante et faites cuire de 3 à 5 min de chaque côté.

POURQUOI C'EST MAGIQUE ?

Le quinoa est une formidable source de protéines végétales, très riche en vitamines et en fibres. L'association avec les légumes en fait un plat complet nourrissant pour un faible apport calorique (200 calories par personne).

MON CONSEIL

Au moment de façonner les galettes, vous pouvez humidifier vos mains pour éviter que la préparation ne colle. Vous pouvez préparer les galettes à l'avance et les faire cuire au moment du repas.

HACHÉ DE BŒUF AU SÉSAME ET HERBES FRAÎCHES

Mini-calories

POUR 4 PERSONNES
PRÉPARATION : 10 MIN
CUISSON : 10 MIN

INGRÉDIENTS : 4 steaks hachés pur bœuf à 5 % de MG (120 à 130 g chacun), 1 bouquet de coriandre, 4 branches de persil plat, 2 c. à s. de graines de sésame, 20 g de beurre allégé, fleur de sel, poivre du moulin.

- Rincez et épongez le persil et la coriandre, puis ciselez-les.
- Torréfiez les graines de sésame à sec dans une poêle pendant 3 min.
- Faites cuire les steaks hachés dans une poêle avec le beurre entre 5 et 10 min, selon votre convenance. Déposez-les sur les assiettes de service. Parsemez d'une pincée de fleur de sel, donnez un tour de moulin à poivre, recouvrez d'herbes ciselées et parsemez de graines de sésame grillées. Servez aussitôt.

POURQUOI C'EST MAGIQUE ?

Version très *light* du hamburger, bien plus sympa qu'un banal steak haché ! Un minimum de calories pour un bon apport de protéines, allié aux fibres des herbes. Vos copains vont adorer !

MON CONSEIL

Non, pas de frites ! Mais une délicieuse poêlée de courgettes pour les fibres, encore, et la satiété.

LAPIN MARINÉ AU CITRON, GINGEMBRE ET SAFRAN

Mini-calories et ventre plat

POUR 4 PERSONNES
PRÉPARATION : 5 MIN
MARINADE : 2 HEURES
CUISSON : 45 MIN

INGRÉDIENTS : 4 découpes de lapin (cuisses ou râbles), 3 citrons, 3 c. à s. d'huile d'olive, 1 c. à s. de gingembre en poudre, 25 cl de bouillon de volaille dégraissé, 1 dose de safran moulu, sel, poivre.

- Pressez les citrons. Mélangez dans un plat creux le jus obtenu avec 2 c. à s. d'huile d'olive, le gingembre, du sel, du poivre. Placez les découpes de lapin dans cette marinade et recouvrez le plat d'un film alimentaire. Laissez mariner au frais pendant 2 heures en retournant les découpes de lapin plusieurs fois.
- Égouttez les morceaux de lapin. Faites chauffer la cuillerée d'huile restante dans une sauteuse et faites dorer le lapin à feu vif. Saupoudrez de safran, arrosez de marinade, ajoutez le bouillon, couvrez et laissez cuire à feu doux pendant 40 min.

POURQUOI C'EST MAGIQUE ?

Le lapin est une très bonne source de protéines pour un faible apport calorique (130 calories pour 100 g).

MON CONSEIL

Vous pouvez réaliser cette recette avec des découpes de poulet en réduisant le temps de cuisson à 25 minutes.

LÉGUMES CHOP SUEY AU TOFU

Veggie et lunch box

POUR 4 PERSONNES
PRÉPARATION : 30 MIN

INGRÉDIENTS : 2 courgettes, 3 poivrons rouges, 30 g de champignons noirs, 3 carottes, 200 g de tofu, 1 oignon rouge, 1 gousse d'ail, 1 c. à s. de gingembre râpé, 150 g de pousses de soja, 2 c. à s. de tamari (sauce soja sans gluten), 2 c. à s. de concentré de tomate dilué dans un peu d'eau, 1 bouquet de coriandre, 1 c. à s. d'huile d'olive, poivre.

- Lavez les légumes. Pelez les courgettes et émincez-les. Pelez les poivrons, retirez les membranes et les pépins et taillez-les en lamelles.
- Émincez les champignons, les carottes, le tofu, ainsi que l'oignon rouge.
- Faites revenir le tofu dans une sauteuse avec un peu d'huile d'olive jusqu'à coloration. Réservez.
- Dans la même sauteuse, faites revenir l'ail haché et le gingembre avec l'oignon. Ajoutez les légumes et poivrez. Faites revenir quelques minutes à feu vif en remuant bien.
- Ajoutez enfin les morceaux de tofu avec la sauce tamari et le concentré de tomate. Mélangez.
- Servez parsemé de coriandre ciselée.

POURQUOI C'EST MAGIQUE ?

Le tofu, très utilisé dans la cuisine asiatique, apporte des protéines sans aucune graisse. Les légumes sont gorgés de fibres.

MON CONSEIL

Servez en plat principal, accompagné éventuellement de riz blanc.

Pour varier, réalisez ce plat avec des lamelles de poulet finement émincées, ou encore des crevettes.

PAVÉS DE THON À LA PLANCHA

Mini-calories et ventre plat

POUR 4 PERSONNES
PRÉPARATION : 10 MIN
MARINADE : 30 MIN

INGRÉDIENTS : 4 pavés de thon rouge (130 g chacun environ), 1 jus de citron, 1 c. à c. de miel, 1 c. à c. de moutarde Savora®, 1 c. à s. d'huile d'olive, fleur de sel, poivre.

- Préparez la marinade : mélangez dans un bol le jus de citron, le miel, la moutarde, l'huile, le sel et le poivre.
- Enrobez les pavés de thon de cette préparation et réservez au frais 30 min.
- Au moment de servir, déposez les pavés sur la plancha chaude et faites-les cuire environ 1 min de chaque côté.
- Servez avec les tagliatelles de courgettes (voir p. 157) ou la salade de fenouil et petits pois (voir p. 78), par exemple.

POURQUOI C'EST MAGIQUE ?

Le thon est peu calorique (144 calories pour 100 g) et riche en protéines. La cuisson à la plancha est parmi les plus saines.

MON CONSEIL

Pour varier, réalisez cette recette avec des pavés de saumon. Adaptez le temps de cuisson à vos goûts personnels.

POÊLÉE DE GAMBAS SAUCE PIQUANTE

Mini-calories

POUR 4 PERSONNES
PRÉPARATION : 20 MIN
CUISSON : 10 MIN

INGRÉDIENTS : 20 gambas, 1 piment oiseau, un morceau de gingembre de 2 cm, 1 gousse d'ail, 2 c. à s. d'huile de sésame, quelques brins de coriandre, sel, poivre.

- Coupez le piment en deux, retirez les pépins et taillez-le en petits morceaux. Pelez et râpez le gingembre. Pelez, dégermez et écrasez l'ail.
- Retirez les têtes et les carapaces des gambas et faites-les revenir dans une sauteuse avec un peu d'huile de sésame, à feu vif, pendant 3 min. Remuez sans arrêt.
- Ajoutez le gingembre, l'ail et le piment dans la sauteuse et continuez de remuer pendant encore quelques minutes. Juste avant d'arrêter le feu, parsemez de coriandre ciselée, salez et poivrez.
- Servez avec du riz basmati ou du quinoa.

POURQUOI C'EST MAGIQUE ?

Les gambas sont riches en protéines et pauvres en calories.

MON CONSEIL

Vous pouvez remplacer les gambas par de grosses crevettes roses, moins onéreuses.
Prenez la précaution de mettre des gants pour manipuler le piment, car il est très irritant pour les yeux et les muqueuses.

POULET GRILLÉ AU CITRON

Mini-calories et ventre plat

POUR 4 PERSONNES
PRÉPARATION : 15 MIN
CUISSON : 20 MIN

INGRÉDIENTS : 4 découpes de poulet sans la peau, 2 citrons jaunes bio, 1 gousse d'ail, 1 branche de romarin, 3 branches de thym frais, 2 c. à s. d'huile d'olive, sel, poivre.

- Préchauffez le four à 200 °C (th. 6-7).
- Prélevez le zeste des citrons, puis râpez-les. Versez le jus dans un saladier. Ajoutez les zestes râpés, l'ail écrasé, le romarin et le thym, et mélangez bien avec l'huile d'olive. Salez et poivrez.
- Mettez les morceaux de poulet dans le saladier, retournez-les plusieurs fois pour qu'ils soient bien imprégnés de la marinade, puis déposez-les dans un plat à four.
- Enfournez pour 20 min en retournant les morceaux à mi-cuisson.

POURQUOI C'EST MAGIQUE ?

Le poulet, à condition de retirer la peau qui est très grasse, est une bonne source de protéines pour un faible apport calorique.

MON CONSEIL

Vous pouvez faire cuire ces morceaux de poulet au barbecue.

POKE BOWL DE THON ROUGE

Super-détox

POUR 4 PERSONNES
PRÉPARATION : 10 MIN
CUISSON : 40 MIN
RÉFRIGÉRATION : 2 HEURES

INGRÉDIENTS : 4 pavés de thon rouge, 400 g d'épeautre, 1 avocat, 1 bouquet de coriandre, 1 c. à s. d'huile d'olive, sel.

POUR LA MARINADE : 1 c. à s. de gingembre râpé, 1 bâton de citronnelle, 2 c. à s. de sauce soja, 1 gousse d'ail écrasée, 1 c. à s. de graines de sésame, 2 c. à s. d'huile de sésame, 1 c. à c. de miel, poivre.

- Faites cuire l'épeautre dans une casserole d'eau bouillante salée à feu doux pendant 30 à 40 min (goûtez en fin de cuisson, les graines doivent être encore légèrement croquantes). Égouttez, ajoutez un filet d'huile d'olive, mélangez et laissez refroidir.
- Préparez la marinade en mélangeant tous les ingrédients dans un saladier.
- Coupez le thon et l'avocat en cubes d'environ 3 cm, mettez-les dans le saladier contenant la marinade. Mélangez délicatement.
- Dressez quatre bols : disposez d'abord l'épeautre, puis les cubes d'avocat et de poisson.
- Réservez au moins 2 heures au frais et servez parsemé de coriandre ciselée.

POURQUOI C'EST MAGIQUE ?

Le poke (prononcez « poké ») est une spécialité de poisson cru mariné venue d'Hawaï et qui fait fureur au Japon et aux États-Unis. Les aliments qu'il contient sont sains et très peu caloriques, à tel point que c'est devenu un plat incontournable pour gourmands en quête de recettes *healthy* et detox ! Goûtez, vous allez l'adopter !

MON CONSEIL

Déclinez ce plat selon vos envies et vos goûts, avec du quinoa, du blé, du riz, d'autres poissons, d'autres épices.

POULET PIMENTÉ ET POIVRONS AU BASILIC

POUR 4 PERSONNES
PRÉPARATION : 20 MIN
CUISSON : 20 MIN

INGRÉDIENTS : 4 blancs de poulet fermier de 130 g environ, 2 poivrons rouges, 2 oignons blancs frais, 1 piment rouge, 1 gousse d'ail, 1 c. à c. de paprika, 2 c. à s. de tamari (sauce soja sans gluten), 1 c. à c. de miel, 2 branches de basilic, 1 c. à s. d'huile de sésame, poivre du moulin.

- Lavez les poivrons, fendez-les, retirez les membranes et les graines. Coupez-les en fines lamelles et faites-les revenir dans une sauteuse avec un peu d'huile de sésame (ils doivent rester croquants). Réservez et ne lavez pas la sauteuse.
- Émincez les oignons et le piment finement, écrasez l'ail et retirez le germe.
- Coupez les blancs de poulet en petits morceaux et faites-les dorer dans la sauteuse. Remuez bien pendant 5 min.
- Ajoutez les oignons, l'ail et le piment, puis les lamelles de poivrons. Saupoudrez de paprika et de poivre.
- Versez le tamari, le miel et 2 c. à s. d'eau. Remuez bien. Poursuivez la cuisson pendant 10 min.
- Parsemez de feuilles de basilic ciselées et servez.

POURQUOI C'EST MAGIQUE ?

Ce plat complet, avec protéines, fibres et vitamines, parfumé et pimenté, est peu calorique mais énergétique.

MON CONSEIL

Servez avec un bol de semoule.

QUICHE PRESQUE LORRAINE

POUR 4 PERSONNES
PRÉPARATION : 5 MIN
CUISSON : 30 MIN

INGRÉDIENTS : 300 g de dés d'épaule fumés, 6 œufs, 20 cl de lait écrémé, 50 g de fromage râpé allégé, poivre.

- Préchauffez le four à 180 °C (th. 6).
- Dégraissez au maximum les dés d'épaule.
- Battez les œufs avec le lait, le fromage râpé, un peu de poivre (ne salez pas, les dés d'épaule sont suffisamment salés), puis ajoutez les dés d'épaule.
- Versez la préparation dans un moule à manqué en silicone et enfournez pour 30 min. Démoulez et servez chaud ou tiède.

POURQUOI C'EST MAGIQUE ?

Le bon goût de la quiche sans les calories de la pâte. Léger, mais tout de même nourrissant.

MON CONSEIL

Déclinez cette quiche avec des poireaux, du thon au naturel, du saumon, des courgettes, des champignons… selon vos envies. Accompagnez-la d'une salade verte ou d'une salade de tomates.

RISOTTO D'ORGE AUX CAROTTES

Vegan

POUR 4 PERSONNES
PRÉPARATION : 40 MIN
CUISSON : 35 MIN

INGRÉDIENTS : 200 g d'orge perlé, 2 carottes, 1 oignon, 1 litre de bouillon de légumes bio, 3 brins de cerfeuil, 1 poignée de graines de courge, 1 c. à s. d'huile de colza, sel, poivre.

- Rincez l'orge et égouttez-le.
- Pelez les carottes et coupez-les en fines lamelles. Épluchez l'oignon et émincez-le.
- Faites revenir l'oignon émincé dans une sauteuse avec l'huile de colza. Ajoutez les carottes et faites-les cuire (elles doivent rester croquantes).
- Incorporez l'orge dans la sauteuse.
- Mouillez avec le bouillon, louche après louche, comme pour un risotto classique.
- Remuez régulièrement jusqu'à ce que l'orge soit *al dente*. Salez, poivrez, mélangez.
- Dressez dans un plat de service.
- Parsemez de cerfeuil ciselé et de graines de courge.

POURQUOI C'EST MAGIQUE ?

L'orge est très riche en fibres et en protéines végétales, ce qui en fait un plat de choix pour les végétariens et les végétaliens.

MON CONSEIL

Surveillez bien la cuisson, l'orge et les légumes doivent rester légèrement croquants.

RÔTI DE PORC AUX HERBES

POUR 4 PERSONNES
PRÉPARATION : 10 MIN
CUISSON : 45 MIN

INGRÉDIENTS : 2 filets mignons de porc (environ 800 g au total), 1 oignon, 2 c. à s. d'herbes de Provence, 5 feuilles de sauge fraîche, 20 g de beurre, 1 gousse d'ail, sel, poivre.

- Préchauffez le four à 200 °C (th. 6-7).
- Pelez l'oignon, coupez-le en rondelles très fines.
- Saupoudrez les filets mignons d'herbes de Provence et de feuilles de sauge, salez et poivrez.
- Posez la viande sur une grande feuille de papier d'aluminium, ajoutez de fines rondelles d'oignon et un peu de beurre, enveloppez-la et déposez-la dans un plat allant au four.
- Enfournez pour 45 min environ.
- Ouvrez la papillote, découpez les filets mignons en tranches, disposez-les sur le plat de service.

POURQUOI C'EST MAGIQUE ?

Le filet mignon est le morceau du porc le moins calorique (148 calories pour 100 g). Si on ajoute peu ou pas de matière grasse, ce plat est un excellent apport de protéines.

MON CONSEIL

Badigeonnez la viande d'un peu de moutarde si vous souhaitez un plat un peu plus épicé.

SALADE DE BŒUF ASIATIQUE

Mini-calories et lunch box

POUR 4 PERSONNES
PRÉPARATION : 20 MIN
MARINADE : 12 HEURES

INGRÉDIENTS : 700 g de filet de bœuf, 4 tiges de citronnelle, 1 morceau de gingembre de 2 cm, 2 gousses d'ail, 3 c. à s. de sauce soja, 2 c. à c. de graines de sésame, 1 poignée de cacahuètes concassées (facultatif), 1 c. à s. d'huile de sésame, quelques feuilles de coriandre fraîche.

- La veille, préparez la marinade en mélangeant, dans un bol, la viande de bœuf, la citronnelle émincée finement, le gingembre râpé, l'ail dégermé et écrasé et la sauce soja.
- Faites torréfier les graines de sésame quelques minutes à la poêle, réservez-les.
- Émincez la viande en lamelles et faites-la griller (elle doit rester saignante).
- Déposez-les morceaux de bœuf dans un saladier, ajoutez les graines de sésame et les cacahuètes.
- Arrosez d'un filet d'huile de sésame et parsemez de coriandre ciselée.

POURQUOI C'EST MAGIQUE ?

Ce plat parfumé et délicat est apprécié par les carnivores ! Il représente un bon apport de protéines avec peu de graisses.

MON CONSEIL

Ajoutez, au dernier moment, des quartiers de citron en décoration. Accompagnez de crudités ou de salade verte.

SAUMON À L'ÉCHALOTE

POUR 4 PERSONNES
PRÉPARATION : 10 MIN
CUISSON : 15 MIN

INGRÉDIENTS : 4 pavés de saumon frais, 2 belles échalotes, 3 c. à s. de vinaigre balsamique, 1 c. à s. de moutarde, 2 c. à s. de crème fraîche allégée, 10 g de beurre, fleur de sel, poivre.

- Épluchez et hachez les échalotes.
- Faites-les revenir dans une poêle avec le beurre pendant 3 min environ.
- Quand les échalotes sont translucides, faites colorer les pavés de saumon côté peau, salez et poivrez légèrement.
- Quand le saumon est cuit (au bout de 5 min environ), réservez-le dans une assiette.
- Déglacez les échalotes cuites au vinaigre balsamique coupé avec un peu d'eau.
- Ajoutez la moutarde.
- Faites mijoter 2 min, puis ajoutez la crème.
- Redéposez les pavés de saumon côté chair dans la poêle pour les réchauffer pendant 2 min.

POURQUOI C'EST MAGIQUE ?

Le saumon est un bon apport de protéines et il se prête à tous les accompagnements. Il fait bon ménage avec les échalotes, source de fibres.

MON CONSEIL

Servez avec du riz ou des légumes comme des haricots verts cuits à la vapeur, ou du chou romanesco en saison.

SAUMON CITRONNÉ

Mini-calories et ventre plat

POUR 4 PERSONNES
PRÉPARATION : 10 MIN
CUISSON : 30 MIN

INGRÉDIENTS : 4 pavés de saumon, un morceau de gingembre de 2 cm, 2 citrons verts, 2 c. à s. de sauce nuoc-mâm, 1 bouquet de coriandre (ou de basilic thaï, à dénicher dans les épiceries asiatiques).

- Préchauffez le four à 180 °C (th. 6).
- Pelez et râpez le gingembre, pressez les citrons.
- Préparez la marinade : mélangez le nuoc-mâm, le jus des citrons et le gingembre râpé.
- Nappez les pavés de saumon de cette sauce et déposez-les dans un plat allant au four.
- Enfournez pour 30 min environ en retournant les pavés à mi-cuisson.
- Parsemez de coriandre ou de basilic thaï.

POURQUOI C'EST MAGIQUE ?

Le saumon est peu calorique (200 calories pour 100 g) et il apporte des oméga-3 indispensables à notre santé. Ainsi préparé, il est savoureux et léger.

MON CONSEIL

Dégustez-le accompagné de brocolis croquants et de légumes grillés au wok.

SAUTÉ DE CREVETTES À LA TOMATE

Mini-calories

POUR 4 PERSONNES
PRÉPARATION : 10 MIN
CUISSON : 10 MIN

INGRÉDIENTS : 500 g de grosses crevettes décortiquées, 1 petit oignon, 2 gousses d'ail, 1 morceau de gingembre de 2 cm, 1 c. à c. de Maïzena®, 2 dl de jus de tomate, 1 piment séché, 2 branches de basilic, 1 c. à s. d'huile d'arachide, sel, poivre.

- Pelez et hachez l'oignon. Écrasez la gousse d'ail dégermée. Râpez le gingembre.
- Délayez la Maïzena® dans le jus de tomate.
- Faites chauffer l'huile dans un wok (ou une sauteuse) et faites revenir l'oignon et l'ail à feu doux. Ajoutez le piment en l'émiettant entre vos doigts et le gingembre râpé, salez et poivrez légèrement. Mélangez.
- Versez le jus de tomate et laissez cuire jusqu'à ce que la préparation épaississe.
- Ajoutez alors les crevettes et laissez cuire 1 min.
- Servez chaud, parsemé de basilic ciselé.

POURQUOI C'EST MAGIQUE ?

Les crevettes sont peu caloriques (85 calories pour 100 g) et fournissent de bonnes protéines.

MON CONSEIL

Servez ces crevettes avec un riz blanc nature dans des petites marmites individuelles. Chic et *light* !

SOBA AU TOFU ET À LA CIBOULETTE

Vegan et sans gluten

POUR 4 PERSONNES
PRÉPARATION : 10 MIN
CUISSON : 15 MIN

INGRÉDIENTS : 400 g de soba pur sarrasin (nouilles japonaises), 2 cm de gingembre, 1 gousse d'ail, 200 g de tofu, 1 bouquet de ciboulette, 2 c. à s. de tamari (sauce soja sans gluten), 1 c. à s. d'huile de sésame.

- Faites cuire les soba dans un grand volume d'eau bouillante pendant 5 min environ, en les remuant régulièrement pour éviter qu'elles ne collent. Égouttez-les, rincez-les à l'eau froide pour retirer l'amidon. Égouttez de nouveau et réservez.
- Pelez et râpez le gingembre. Pelez, dégermez et écrasez la gousse d'ail.
- Coupez le tofu en petits morceaux et faites-le revenir dans un wok (ou une sauteuse) avec un peu d'huile de sésame, l'ail écrasé et le gingembre râpé.
- Ajoutez les soba dans le wok et faites réchauffer la préparation en remuant bien.
- Servez dans des grands bols, parsemé de ciboulette ciselée et d'un filet de tamari.

POURQUOI C'EST MAGIQUE ?

Les nouilles soba sont peu caloriques (110 calories pour 100 g) et représentent un bon apport en protéines végétales. Elles ne contiennent pas de corps gras, bon atout minceur.

MON CONSEIL

Variez les plaisirs en remplaçant le tofu par des lamelles de poulet ou des crevettes roses. Vous pouvez ajouter des petits bouquets de brocoli et/ou des lamelles de carottes cuits à la vapeur, ainsi que des graines de sésame grillées.

TARTARE DE BŒUF AU BASILIC

POUR 4 PERSONNES
PRÉPARATION : 15 MIN
RÉFRIGÉRATION : 1 HEURE

INGRÉDIENTS : 800 g de steak haché à 5 % de MG, 1 échalote, 1 cornichon, 2 c. à s. de concentré de tomates, 1 pincée de sucre, 1 c. à s. de moutarde, 3 c. à s. de sauce Worcestershire, 2 c. à s. d'huile d'olive, quelques câpres (facultatif), 3-4 gouttes de Tabasco®, 1 bouquet de basilic, 4 jaunes d'œufs, quelques feuilles de basilic, sel, poivre.

- Émincez très finement l'échalote et le cornichon.
- Dans un bol, délayez le concentré de tomates avec un peu d'eau et le sucre.
- Dans un grand saladier, mélangez le steak haché, la moutarde, la sauce Worcestershire, l'huile d'olive, le cornichon, les câpres et l'échalote.
- Ajoutez le « ketchup » maison, les gouttes de Tabasco® et le basilic ciselé. Salez et poivrez.
- Recouvrez d'un film alimentaire et réservez 1 heure au frais.
- Dressez joliment dans chaque assiette avec, juste avant de servir, le jaune d'œuf présenté au cœur du tartare.

POURQUOI C'EST MAGIQUE ?

Le bœuf haché à moins de 5 % de matières grasses apporte des protéines sans un excès de calories.

MON CONSEIL

Servez ce tartare accompagné d'une salade de roquette et de quelques copeaux de parmesan.

TARTARE DE BŒUF THAÏ

Lunch box

POUR 4 PERSONNES
PRÉPARATION : 20 MIN

INGRÉDIENTS : 500 g de steak haché à 5 % de MG, 1 morceau de gingembre (2 cm environ), 2 branches de citronnelle, 1 échalote, 1 bouquet de coriandre fraîche, quelques feuilles de menthe, 1 citron vert, 2 c. à s. d'huile de sésame, 2 c. à s. de sauce soja, 1 c. à c. de sucre en poudre, 2 c. à s. de graines de sésame, poivre.

- Pelez et râpez le gingembre et hachez la citronnelle. Pelez et émincez finement l'échalote.
- Ciselez les herbes et pressez le citron.
- Préparez la sauce en mélangeant dans un bol l'huile, la sauce soja, le sucre, le jus de citron, le gingembre, la citronnelle et le poivre.
- Déposez la viande hachée dans un saladier et ajoutez les herbes, l'échalote et les graines de sésame.
- Versez la sauce dans le saladier et mélangez à la fourchette pour imprégner la viande des parfums.
- Dressez joliment sur quatre assiettes, décorez de feuilles de menthe, avec un peu de sauce soja à disposition.

POURQUOI C'EST MAGIQUE ?

Ce plat exotique très parfumé apporte de bonnes protéines avec peu de calories.

MON CONSEIL

Accompagnez ce tartare de pois gourmands, d'une salade de roquette ou d'un riz parfumé au safran…

TARTARE DE SAUMON AUX POMMES

POUR 4 PERSONNES
PRÉPARATION : 15 MIN

INGRÉDIENTS : 4 filets de saumon, 1 citron vert, 2 pommes Granny-Smith, 1 avocat, 1 c. à s. d'huile d'olive, 1 c. à s. de vinaigre balsamique, 2 c. à c. de sauce soja, 1 bouquet d'aneth, quelques graines de grenade (facultatif).

- Découpez les filets de saumon en petits dés.
- Pressez le citron.
- Pelez les pommes et l'avocat et taillez-les en fines tranches, puis arrosez-les de jus de citron.
- Préparez la vinaigrette en fouettant dans un bol l'huile, le vinaigre et la sauce soja.
- Dressez les dés de saumon au centre de quatre assiettes. Entourez-les de tranches de pommes et d'avocat.
- Arrosez de vinaigrette, puis parsemez d'aneth ciselé et de graines de grenade.

POURQUOI C'EST MAGIQUE ?

Ce plat léger allie les protéines, les fibres et les vitamines.

MON CONSEIL

Variez les plaisirs en changeant les herbes selon vos envies : ciboulette et basilic marchent très bien aussi avec ce plat !

TAJINE DE POULET CAROTTES, POTIRON ET CANNELLE

Sans gluten et ventre plat

POUR 4 PERSONNES
PRÉPARATION : 15 MIN
CUISSON : 50 MIN

INGRÉDIENTS : 4 découpes de poulet sans la peau, 4 carottes, 1 tranche de potiron, 2 gousses d'ail, 1 oignon, 1 litre de bouillon de poule dégraissé, 1 c. à c. de cannelle, 50 g de raisins secs, 1 bouquet de coriandre, 2 c. à s. d'huile d'olive, sel, poivre.

- Pelez les carottes et coupez-les en rondelles. Retirez la peau du potiron et détaillez la chair en cubes. Pelez l'ail et l'oignon, puis émincez-les. Faites chauffer l'huile dans une cocotte, faites fondre l'oignon et l'ail pendant 3 min, puis ajoutez les carottes et le potiron. Mélangez, laissez cuire pendant 5 min, ajoutez les découpes de poulet, arrosez de bouillon et saupoudrez de cannelle.
- Faites cuire à feu doux pendant 15 min, ajoutez les raisins secs et poursuivez la cuisson pendant 25 min. Vérifiez l'assaisonnement, rectifiez si nécessaire.
- Répartissez le poulet et les légumes sur quatre assiettes, parsemez de feuilles de coriandre ciselées et servez.

POURQUOI C'EST MAGIQUE ?

Vous avez les protéines du poulet, les fibres douces et les vitamines des légumes, l'énergie des raisins secs, et… un vrai voyage dans l'assiette !

MON CONSEIL

Servez avec un peu de semoule cuite à la vapeur.

TERRINE DE LOTTE

Lunch box

POUR 4 PERSONNES
PRÉPARATION : 20 MIN
CUISSON : 1 HEURE
RÉFRIGÉRATION : 3 HEURES

INGRÉDIENTS : 800 g de filets de lotte épluchés, 40 cl de court-bouillon, 2 œufs, 2 c. à s. de Maïzena®, 1 boîte de concentré de tomates, 2 c. à s. de crème allégée, 1 bouquet de ciboulette ou d'aneth, 1 noix de beurre, sel, poivre.

- Préchauffez le four à 180 °C (th. 6).
- Coupez les filets de lotte en morceaux et faites-les cuire dans le court-bouillon pendant 10 min.
- Fouettez les œufs dans un saladier avec la Maïzena®. Ajoutez le concentré de tomates dilué avec la crème allégée, puis les morceaux de lotte.
- Parsemez de ciboulette ou d'aneth.
- Beurrez légèrement une terrine et remplissez-la du mélange. Enfournez pour 1 heure au bain-marie.
- Laissez refroidir la terrine et réservez-la au frais au moins 3 heures.

POURQUOI C'EST MAGIQUE ?

Ce plat constitue un bon apport de protéines avec le poisson et les œufs.

MON CONSEIL

Entourez la terrine démoulée de feuilles de salade (laitue, feuille de chêne), de rondelles de tomates ou de haricots verts cuits *al dente* pour l'apport de fibres.

Légumes

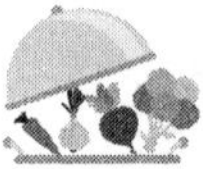

BLÉ ET COURGETTES AU CUMIN

Vegan et lunch box

POUR 4 PERSONNES
PRÉPARATION : 15 MIN
CUISSON : 30 MIN

INGRÉDIENTS : 300 g de blé concassé, 2 courgettes, 1 échalote, 1 gousse d'ail, 1 poivron rouge, 1 litre de bouillon de légumes bio, 1 c. à c. de cumin, 1 pincée de cannelle, 1 c. à s. d'huile d'olive, poivre du moulin.

- Pelez et émincez les courgettes. Pelez et émincez l'échalote et l'ail. Coupez le poivron en deux, retirez membranes et pépins.
- Faites chauffer l'huile dans une sauteuse et faites dorer l'échalote et l'ail.
- Ajoutez les courgettes et le poivron et faites-les cuire pendant 5 min.
- Ajoutez le blé, recouvrez de bouillon, incorporez le cumin, mélangez et faites cuire 20 min. Poivrez. Saupoudrez d'un peu de cannelle.
- Servez aussitôt.

POURQUOI C'EST MAGIQUE ?

Le blé concassé est un féculent très rassasiant et facile à digérer pour un apport calorique limité.

MON CONSEIL

Variez les légumes selon la saison, carottes, oignons…

BROCOLI AU CURRY

Mini-calories et sans gluten

POUR 4 PERSONNES
PRÉPARATION : 15 À 20 MIN

INGRÉDIENTS : 1 tête de brocoli, 2 c. à c. de curry en poudre, 2 c. à s. d'huile d'olive, 1 gousse d'ail, quelques pincées de gros sel.

- Préchauffez le four à 180 °C (th. 6).
- Lavez le brocoli et séparez les bouquets en les réservant dans un saladier.
- Saupoudrez-les de curry et arrosez-les d'huile d'olive. Ajoutez l'ail dégermé et écrasé et quelques pincées de gros sel. Mélangez bien.
- Déposez les bouquets sur une plaque allant au four recouverte de papier sulfurisé et enfournez pour une dizaine de minutes en remuant à mi-cuisson.
- Répartissez les bouquets de brocoli dans des coupelles.

POURQUOI C'EST MAGIQUE ?

Le brocoli est l'un des légumes les plus pauvres en calories (28 cal pour 100 g), avec une bonne teneur en fibres pour booster la digestion.

MON CONSEIL

Servez-le avec un bol de boulgour et du fromage blanc à 0 %, relevé d'une pincée de piment d'Espelette.

CAROTTES À LA MENTHE

Vegan et low Fodmap

POUR 4 PERSONNES
PRÉPARATION : 10 MIN
CUISSON : 20 MIN

INGRÉDIENTS : 4 carottes, 1 oignon, 1 cube de bouillon de légumes bio, 1 c. à c. de sucre en poudre, quelques feuilles de menthe, 1 poignée de pignons, 1 c. à s. d'huile d'olive, sel, poivre.

- Épluchez les carottes et coupez-les en bâtonnets de 3 cm.
- Pelez l'oignon, émincez-le.
- Faites revenir l'oignon dans l'huile d'olive. Ajoutez un bouillon cube sans eau et les carottes. Assaisonnez, couvrez et baissez le feu.
- Ajoutez une pointe de sucre et faites cuire 20 min.
- Déposez les carottes dans un joli plat, parsemez-les de menthe ciselée et de pignons.

POURQUOI C'EST MAGIQUE ?

Pour faire le plein de vitamine C, bonne pour le teint sous un faible apport calorique, c'est bon pour la ligne !

MON CONSEIL

C'est encore meilleur avec un peu de paprika et de cumin. Vous pouvez déguster cette recette avec des lamelles de crottin de chèvre. Pas vraiment hypocalorique, mais tellement bon !

CHOU DEVANT !

Veggie

POUR 4 PERSONNES
PRÉPARATION : 10 MIN
CUISSON : 1 HEURE

INGRÉDIENTS : 1 chou-fleur, 1 c. à s. d'huile de noix, 30 cl bouillon de légumes bio, 100 g de yaourt grec (ou nature à 20 % de MG), 1 bouquet de ciboulette, 1 jus de citron, quelques cerneaux de noix (facultatif), sel, poivre.

- Préchauffez le four à 180 °C (th. 6).
- Équeutez le chou-fleur, retirez les feuilles vertes et détaillez-le en petits bouquets. Placez-le dans une cocotte allant au four. Arrosez-le d'un filet d'huile de noix et de 30 cl de bouillon de légumes.
- Enfournez pour 1 heure.
- Pendant ce temps, préparez la sauce au yaourt en mélangeant, dans un saladier, le yaourt, la ciboulette ciselée et le jus de citron. Ajoutez les cerneaux de noix.
- Sortez la cocotte du four et versez la sauce sur le chou bien chaud, puis servez aussitôt.

POURQUOI C'EST MAGIQUE ?

Le chou-fleur est très peu calorique. Cette recette convient très bien lorsque l'on a fait quelques excès de table.

MON CONSEIL

Accompagnez ce plat d'une salade d'endives aux raisins secs, par exemple.

FONDS D'ARTICHAUTS SAUTÉS AU PERSIL

Vegan et ventre plat

POUR 4 PERSONNES
PRÉPARATION : 15 MIN
CUISSON : 20 MIN

INGRÉDIENTS : 12 fonds d'artichauts surgelés, 1 gousse d'ail, quelques feuilles de persil, 1 citron, 1 c. à s. d'huile d'olive, sel, poivre.

- Faites cuire les fonds d'artichauts dans une grande casserole d'eau bouillante pendant 8 à 12 min, selon leur taille. Égouttez-les et séchez-les.
- Pelez et écrasez la gousse d'ail.
- Découpez-les en cubes et faites-les dorer à feu doux dans une poêle avec le persil ciselé et l'ail.
- Pressez le citron.
- Dressez dans un plat de service, arrosez du jus de citron et servez aussitôt.

POURQUOI C'EST MAGIQUE ?

L'artichaut est un excellent dépuratif, bourré de fibres qui calent l'estomac sous un faible apport calorique (40 calories pour 100 g).

MON CONSEIL

Ajoutez un peu de paprika ou de piment d'Espelette.

DUO DE LÉGUMES GRATINÉS

Veggie

POUR 4 PERSONNES
PRÉPARATION : 20 MIN
CUISSON : 35 MIN

INGRÉDIENTS : 250 g de pommes de terre, 50 g de mozzarella allégée, ½ verre de vin blanc sec, 100 g de tomates, quelques brins d'origan, 2 c. à s. d'huile d'olive, sel, poivre.

- Préchauffez le four à 180 °C (th. 6). Faites cuire les pommes de terre pendant 20 min dans une grande quantité d'eau salée. Vérifiez la cuisson en piquant une pomme de terre avec la pointe d'un couteau : si elle s'enfonce facilement, les pommes de terre sont cuites.
- Épluchez les pommes de terre et coupez-les en rondelles de 1 cm environ. Huilez un plat à gratin de 20 cm et garnissez-le avec des rondelles de pommes de terre en alternant avec des rondelles de mozzarella.
- Mouillez avec le vin blanc et arrosez d'un filet d'huile d'olive. Plongez les tomates 2 min dans l'eau bouillante. Pelez-les et coupez-les en fines tranches.
- Disposez-les sur les pommes de terre et saupoudrez d'origan. Enfournez pour 15 min. Servez dans le plat.

POURQUOI C'EST MAGIQUE ?

Plat réconfortant en hiver, ce duo apporte fibres et vitamine C.

MON CONSEIL

Vous pouvez remplacer les pommes de terre par des courgettes pour une recette plus légère.

FALAFELS DE LENTILLES

Vegan

POUR 4 PERSONNES
PRÉPARATION : 20 MIN
CUISSON : 50 MIN

INGRÉDIENTS : 150 g de lentilles vertes, 1 oignon, quelques brins de coriandre fraîche, 20 g de chapelure, 2 c. à c. de cumin en poudre, 2 c. à s. d'huile d'olive, sel, poivre.

POUR LA SAUCE AU YAOURT : 1 yaourt au soja (ou à 0 % de MG), le jus de ½ citron, quelques graines de sésame, poivre.

- Préchauffez le four à 200 °C (th. 6-7).
- Faites cuire les lentilles 30 min dans une casserole d'eau bouillante.
- Pendant ce temps, émincez l'oignon et ciselez la coriandre. Réservez dans un grand saladier avec la chapelure.
- Égouttez les lentilles dans une passoire et passez-les au blender avec l'oignon, la coriandre, le cumin et l'huile d'olive jusqu'à obtention d'une pâte homogène.
- Formez des petites boules de la taille d'une noix avec vos mains. Déposez-les sur une plaque de cuisson recouverte de papier sulfurisé.
- Enfournez pour 20 min.
- Préparez la sauce au yaourt : dans un bol, mélangez le yaourt avec le jus de citron. Saupoudrez de graines de sésame. Salez et poivrez selon votre convenance, et réservez au frais.

POURQUOI C'EST MAGIQUE ?

Les lentilles sont pauvres en graisses, en revanche, elles apportent une bonne quantité de protéines végétales ; leur richesse en fibres rassasie rapidement et booste les fonctions digestives.

MON CONSEIL

Servez avec des crudités (concombres, carottes, salade de tomate au basilic).

LÉGUMES GRILLÉS À LA PLANCHA

Low Fodmap et vegan

POUR 4 PERSONNES
PRÉPARATION : 20 MIN

INGRÉDIENTS : 4 poivrons rouges, 4 tomates, 4 courgettes, fleur de sel, quelques branches de romarin frais, 1 citron vert, 2 c. à s. d'huile d'olive, 1 poignée de graines de sésame, sel, poivre.

- Coupez les poivrons en deux, retirez les filaments et les membranes et coupez-les en lamelles.
- Coupez les tomates et les courgettes en grosses rondelles.
- Saupoudrez les légumes d'une bonne pincée de fleur de sel et de romarin frais.
- Branchez la plancha et quand elle est chaude, déposez successivement les lamelles de poivrons, puis les courgettes, et terminez avec les rondelles de tomates.
- Retournez-les régulièrement en veillant à ce qu'aucun légume ne noircisse. Pressez le citron vert.
- Préparez la sauce en mélangeant dans un bol l'huile d'olive, le jus de citron vert, du sel marin et du poivre.
- Torréfiez les graines de sésame à la poêle afin de libérer leur arôme. Versez les légumes dans un joli plat de service. Arrosez avec la sauce et saupoudrez de graines de sésame.

POURQUOI C'EST MAGIQUE ?

Faites le plein de fibres avec ce plat qui accompagne très bien viandes et poissons grillés.

MON CONSEIL

Vous pouvez réaliser cette recette au four. Comptez alors 45 minutes de cuisson à 180 °C (th. 6).

PATATES DOUCES EN PAPILLOTE

Veggie et ventre plat

POUR 4 PERSONNES
PRÉPARATION : 10 MIN
CUISSON : 40 MIN

INGRÉDIENTS : 4 patates douces, 20 g de beurre, 1 c. à s. de paprika, 1 échalote, 1 bouquet de ciboulette, 150 g de faisselle, sel, poivre.

- Préchauffez le four à 200 °C (th. 6-7).
- Lavez et essuyez les patates douces. Piquez-les avec une fourchette, disposez une noisette de beurre sur chacune et une pincée de paprika.
- Découpez 4 rectangles de papier d'aluminium, déposez les patates, enveloppez-les et refermez bien hermétiquement les papillotes. Enfournez pour 40 min.
- Pendant ce temps, épluchez et hachez l'échalote et ciselez la ciboulette. Mélangez la faisselle, la ciboulette, l'échalote émincée et le paprika. Réservez.
- Aussitôt sorties du four, ouvrez les patates dans la longueur et nappez-les de faisselle.

POURQUOI C'EST MAGIQUE ?

Les patates douces sont peu caloriques (86 calories pour 100 g), riches en vitamines et en sucres lents. Parfait pour booster l'énergie !

MON CONSEIL

Remplacez la faisselle par de la crème allégée ou encore un yaourt velouté nature à 0 % de MG.

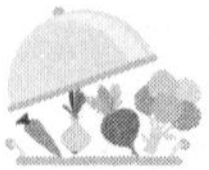

PURÉE DE CÉLERI À LA POIRE

Veggie

POUR 4 PERSONNES
PRÉPARATION : 10 MIN
CUISSON : 15 MIN

INGRÉDIENTS : ½ céleri-rave, 1 poire Conférence, 25 g de beurre, 1 pincée de noix de muscade, sel, poivre.

- Épluchez le céleri et coupez-le en gros morceaux. Déposez-les dans une casserole avec un peu d'eau et le beurre. Faites cuire à feu doux pendant 15 min environ, jusqu'à évaporation de l'eau.
- Mixez le céleri dans un blender et saupoudrez de muscade, salez et poivrez.
- Pelez la poire et coupez-la en petits dés. Ajoutez-les à la purée.

POURQUOI C'EST MAGIQUE ?

Le céleri est très peu calorique et ses fibres rassasient et stimulent la fonction intestinale. La poire donne une touche originale et adoucit la purée.

MON CONSEIL

Pour éviter que le céleri noircisse, au moment de la découpe, arrosez-le aussitôt de citron.

PURÉE DE POTIMARRON

Vegan

POUR 4 PERSONNES
PRÉPARATION : 10 MIN
CUISSON : 35 MIN

INGRÉDIENTS : 1 potimarron (1 à 1,5 kg), 1 c. à c. de noix de muscade, 2 c. à s. de chapelure, 1 poignée de noisettes fraîches, 1 c. à s. de sauce soja (facultatif).

- Épluchez le potimarron et coupez-le en morceaux. Faites-le cuire à la vapeur pendant 20 min.
- Passez-le au presse-purée et saupoudrez de noix de muscade. Mélangez bien.
- Versez la purée dans un plat à gratin, recouvrez de chapelure et enfournez au gril pendant 5 à 10 min.
- Pendant ce temps, faites dorer les noisettes à sec dans une poêle et concassez-les grossièrement.
- Sortez le plat du four, parsemez la purée de noisettes et arrosez de sauce soja.

POURQUOI C'EST MAGIQUE ?

Le potimarron, avec un apport calorique très minime de 30 calories pour 100 g, est très rassasiant et nourrissant.

MON CONSEIL

Servez aussitôt en accompagnement d'une viande blanche ou d'une grillade, ou en plat léger et ultra-sain !

RIZ INDIEN

Mini-calories et lunch box

POUR 4 PERSONNES
PRÉPARATION : 35 MIN

INGRÉDIENTS : 250 g de riz basmati, 1 cm de gingembre, 1 gousse d'ail, 6 graines de cardamome, 2 c. à c. de curry, 1 c. à c. de curcuma, quelques pistils de safran (facultatif), 1 poignée de raisins secs, 1 bouquet de coriandre, 1 c. à s. d'huile d'arachide, sel, poivre.

- Rincez le riz abondamment.
- Pelez et râpez le gingembre. Pelez, dégermez et émincez l'ail. Écrasez les graines de cardamome dans un mortier.
- Dans une sauteuse, faites chauffer l'huile. Faites blondir l'ail, ajoutez les épices et les raisins secs.
- Versez le riz, poivrez, mélangez pendant 3 min. Puis ajoutez l'eau à hauteur et mélangez encore à feu vif. Salez.
- Couvrez et laissez cuire à feu doux pendant 20 min sans découvrir jusqu'à absorption totale de l'eau.
- Remuez délicatement le riz, sans l'abîmer.
- Servez bien chaud, parsemé de coriandre ciselée.

POURQUOI C'EST MAGIQUE ?

Ce plat est très rassasiant et très digeste sous un apport calorique modéré (140 calories pour 100 g).

MON CONSEIL

Servez ce plat avec des lamelles de poulet grillé.

SPAGHETTIS DE KONJAC AUX POIVRONS ET CHAMPIGNONS

Vegan et ventre plat

POUR 4 PERSONNES
PRÉPARATION : 20 MIN
CUISSON : 20 MIN

INGRÉDIENTS : 500 g de spaghettis de konjac, 2 poivrons, 1 oignon, 5 champignons de Paris, 1 gousse d'ail, 1 boîte de concentré de tomates, quelques feuilles de basilic frais, 1 branche de sauge, 1 c. à s. d'huile de sésame, poivre.

- Rincez abondamment les spaghettis de konjac et égouttez-les. Faites-les cuire dans une casserole d'eau salée pendant 1 min (ou selon l'indication sur le paquet) et égouttez-les de nouveau.
- Pendant la cuisson, rincez, épluchez et émincez les poivrons en petits dés. Pelez l'oignon et émincez-le finement. Émincez-les champignons en petits morceaux.
- Dans un wok, faites chauffer l'huile de sésame et faites dorer l'oignon et l'ail écrasé.
- Ajoutez les poivrons, les champignons et le concentré de tomates avec un peu d'eau. Poivrez. Faites cuire 10 min en remuant régulièrement.
- Ajoutez les pâtes, le basilic et la sauge hachés, et faites mijoter cette préparation quelques minutes.
- Servez aussitôt.

POURQUOI C'EST MAGIQUE ?

Le konjac, très peu calorique (3 calories pour 100 g), a un fort taux de fibres (64 %) ; il a pour vertu essentielle de piéger sucres, graisses et toxines dans l'appareil digestif, effectuant ainsi un véritable nettoyage de l'organisme.

MON CONSEIL

Le konjac doit être associé à des légumes frais, car il ne contient ni vitamines ni minéraux. N'hésitez pas à utiliser herbes et épices pour booster son goût assez neutre.

TAGLIATELLES DE COURGETTES

Veggie

POUR 4 PERSONNES
PRÉPARATION : 15 MIN
CUISSON : 15 MIN

INGRÉDIENTS : 4 courgettes, 1 gousse d'ail, 2 c. à s. de pignons, quelques copeaux de parmesan, 1 bouquet de basilic frais, 2 c. à s. d'huile d'olive, fleur de sel, poivre du moulin.

- Préchauffez le four à 150 °C (th. 5).
- Lavez les courgettes, essuyez-les et découpez-les en tagliatelles à la mandoline ou avec un épluche-légumes.
- Recouvrez une plaque allant au four de papier sulfurisé. Étalez les tagliatelles dessus, salez, poivrez et enfournez pour une quinzaine de minutes.
- Pendant la cuisson, faites revenir dans une poêle, avec un peu d'huile, l'ail écrasé et les pignons. Réservez.
- Déposez les tagliatelles dans un plat de service avec l'ail et les copeaux de parmesan.
- Arrosez d'une cuillerée à soupe d'huile d'olive et ajoutez le basilic haché. Servez aussitôt, assaisonné d'un tour de moulin à poivre et d'une pincée de fleur de sel.

POURQUOI C'EST MAGIQUE ?

Accompagnement très parfumé, peu calorique si vous ne forcez pas sur les pignons et l'huile d'olive, représentant un bon apport en fibres.

MON CONSEIL

Pour varier les couleurs, ajoutez des tagliatelles de carottes.

TABOULÉ DE CHOU-FLEUR

Vegan et lunch box

POUR 4 PERSONNES
PRÉPARATION : 10 MIN
RÉFRIGÉRATION : 30 MIN

INGRÉDIENTS : 1 chou-fleur, 1 concombre, 1 poivron rouge, 2 tomates fermes, 1 oignon nouveau, 2 c. à s. d'huile d'olive, le jus d'1 citron, 1 pincée de cumin (facultatif), 20 g de raisins de Corinthe, 1 bouquet de persil plat, sel, poivre.

- Rincez le chou-fleur et séparez-le en bouquets. Passez-les au mixeur pour obtenir une fine semoule. Réservez dans un grand saladier.
- Pelez le concombre et le poivron, et émincez tous les légumes en petits cubes. Ajoutez-les dans le saladier.
- Versez l'huile d'olive, le jus de citron, le cumin, les raisins et le persil ciselé. Salez et poivrez. Mélangez.
- Servez bien frais.

POURQUOI C'EST MAGIQUE ?

Une recette en trompe l'œil parfaite pour savourer son taboulé, les calories en moins !

MON CONSEIL

C'est encore plus savoureux avec quelques crevettes cuites…

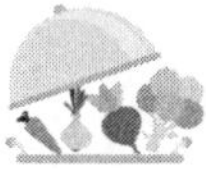

TIAN DU SOLEIL

Veggie

POUR 4 PERSONNES
PRÉPARATION : 30 MIN
CUISSON : 1 H 30

INGRÉDIENTS : 4-5 tomates, 2 courgettes jaunes, 2 aubergines, 1 poivron rouge, 1 branche de romarin, 4 brins de thym, 1 oignon, 2 gousses d'ail, 2 feuilles de laurier, 4 c. à s. d'huile olive, sel, poivre.

- Préchauffez le four à 160° (th. 5-6).
- Détaillez les tomates, les courgettes et l'aubergine en tranches de 4 mm d'épaisseur. Coupez le poivron en 4 puis chaque quartier en 2.
- Prélevez les brindilles de romarin puis hachez-les grossièrement, ainsi que le thym.
- Faites fondre l'oignon et l'ail émincés dans une poêle avec un peu d'huile d'olive, puis disposez-les dans un plat à gratin.
- Rangez les tranches de légumes debout, bien serrées par-dessus, presque à la verticale, en les alternant.
- Parsemez de thym et de romarin. Salez, poivrez, puis arrosez du reste d'huile d'olive.
- Faites cuire environ 1 h 30, jusqu'à ce que les légumes soient tendres et aient un peu dégorgé.

POURQUOI C'EST MAGIQUE ?

Festival de légumes pour un apport maximal de fibres et de vitamines sous un faible apport calorique.

MON CONSEIL

Servez ce plat délicieux avec un filet de poisson poché ou une grillade, mais il se suffit à lui-même pour un dîner léger.

TIMBALE DE LÉGUMES AU CITRON CONFIT

Vegan et lunch box

POUR 4 PERSONNES
PRÉPARATION : 20 MIN
CUISSON : 20 MIN

INGRÉDIENTS : 1 bulbe de fenouil, 5 carottes, 6 petits navets, 2 pommes de terre, 2 courgettes, 1 morceau de gingembre de 2 cm, 1 citron confit au sel, 1 bouquet de persil haché, 2 c. à s. d'huile d'olive, sel, poivre.

- Coupez le fenouil en quartiers et taillez-le en tranches fines.
- Faites chauffer 1 c. à s. d'huile dans une sauteuse. Faites cuire le fenouil à feu modéré pendant 5 min.
- Pendant ce temps, épluchez les autres légumes et coupez-les en bâtonnets de taille moyenne.
- Pelez et râpez le gingembre.
- Ajoutez dans la sauteuse les carottes, les navets et les pommes de terre avec le reste d'huile. Salez modérément et poivrez. Continuez la cuisson pendant 5 min.
- Ajoutez enfin les courgettes et maintenez la cuisson à couvert pendant 5 min.
- Découpez le citron confit en petits dés très fins. Déposez-les dans la sauteuse et saupoudrez de gingembre.
- Faites cuire les légumes à feu doux pendant 10 min. Remuez la sauteuse de temps en temps pour harmoniser la cuisson.

- Rectifiez l'assaisonnement, parsemez de feuilles de persil ciselées et servez chaud.

POURQUOI C'EST MAGIQUE ?

Festival de légumes, de vitamines et de fibres pour cette recette toute légère et parfumée.

MON CONSEIL

Ajoutez des lamelles de poulet grillé pour avoir une recette plus complète, ou encore ajoutez des pois chiches pour un apport de protéines végétales.

Desserts

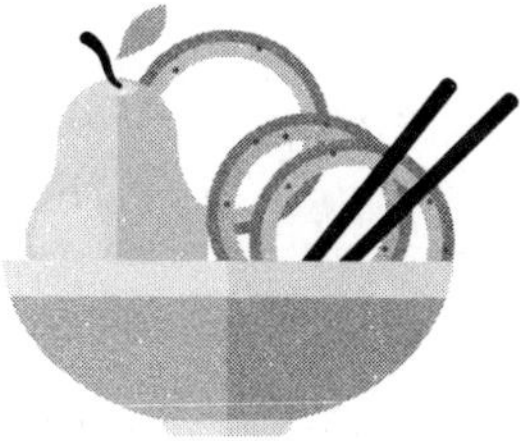

ANANAS GRILLÉ

Low Fodmap

POUR 4 PERSONNES
PRÉPARATION : 5 MIN
CUISSON : 10 MIN

INGRÉDIENTS : 1 ananas, 20 g de beurre, 1 c. à s. de sirop d'érable.

- Épluchez l'ananas et coupez-le en tranches en retirant la partie fibreuse du centre.
- Faites fondre le beurre au micro-ondes.
- Nappez les tranches d'ananas de beurre fondu puis de sirop d'érable à l'aide d'un pinceau.
- Faites griller les tranches de chaque côté pendant 10 min, à la plancha, au barbecue ou sous le gril du four. Servez tiède.

POURQUOI C'EST MAGIQUE ?

L'ananas est bourré de fibres et le sirop d'érable apporte deux fois moins de calories que le sucre en poudre. Voilà un bon dessert dont il serait dommage de se priver !

MON CONSEIL

Servez accompagné d'un petit bol de fromage blanc à 20 % de MG.

AQUAFABA (JUS DE POIS CHICHE) SUCRÉ AU CITRON

4 PERSONNES
PRÉPARATION : 10 MIN
RÉFRIGÉRATION : 1 HEURE

INGRÉDIENTS : eau de conservation d'une boîte de pois chiches, 2 c. à s. de lemon curd (crème au citron en pot), 1 citron vert bio.

- Râpez les zestes de citron et réservez-les. Découpez le citron en fines rondelles.
- Fouettez l'eau de conservation des pois chiches avec le lemon curd.
- Versez cette mousse dans des coupes et parsemez de zestes de citron.
- Réservez au frais 1 heure.
- Servez les coupes décorées de rondelles de citron.

POURQUOI C'EST MAGIQUE ?

L'aquafaba est le nom donné au jus de conservation d'une légumineuse (ici le pois chiche), qui se substitue très bien au blanc d'œuf en pâtisserie, alternative idéale pour les personnes ne supportant pas les œufs et pour les végétaliens qui ne consomment pas de produits issus d'animaux.

MON CONSEIL

Vous pouvez préparer vous-même le lemon curd en version allégée, sans beurre et sans sucre, en mélangeant 1 gros œuf entier avec 1 c. à s. d'édulcorant thermostable, le jus et le zeste râpé finement de 2 citrons bio et 1 c. à s. de Maïzena®. Faites épaissir à feu doux pendant une dizaine de minutes sans cesser de mélanger, versez dans un pot en verre et conservez au réfrigérateur.

BROCHETTES DE PASTÈQUE, FRAMBOISE ET KIWI À LA MENTHE

Mini-calories

POUR 4 PERSONNES
PRÉPARATION : 10 MIN
RÉFRIGÉRATION : 1 HEURE

INGRÉDIENTS : 5 kiwis, 1 grosse tranche de pastèque, 200 g de framboises, 2 branches de menthe fraîche, 1 citron.

- Pelez les kiwis et coupez-les en dés, ainsi que la pastèque.
- Pressez le citron et versez le jus sur les fruits.
- Piquez sur chaque brochette un dé de pastèque, un dé de kiwi, une framboise et une feuille de menthe. Renouvelez jusqu'à épuisement des ingrédients.
- Réservez au moins 1 heure au frais avant de servir.

POURQUOI C'EST MAGIQUE ?

Ces brochettes sont le dessert vitaminé et léger par excellence.

MON CONSEIL

Variez les fruits selon vos désirs : pêche, melon, fraise, poire...

COMPOTE D'ABRICOTS AU ROMARIN

Low Fodmap

POUR 4 PERSONNES
PRÉPARATION :10 MIN
CUISSON : 20 MIN

INGRÉDIENTS : 1 kg d'abricots, 3 c. à s. d'édulcorant en poudre thermostable, 1 branche de romarin, 1 poignée d'amandes effilées.

- Rincez et dénoyautez les abricots, puis coupez-les en petits morceaux.
- Délayez l'édulcorant avec 4 c. à s. d'eau dans une casserole à fond épais, faites chauffer, puis ajoutez les morceaux d'abricots et la branche de romarin.
- Laissez cuire à feu doux pendant 20 min.
- Servez chaud ou froid, saupoudré d'amandes effilées.

POURQUOI C'EST MAGIQUE ?

L'abricot est bourré de fibres douces que les intestins les plus fragiles digèrent très bien. Ils sont bourrés de vitamines pour un apport calorique très modéré (47 calories pour 100 g).

MON CONSEIL

Faites griller les amandes à sec dans une poêle avant de les disposer sur les fruits. Vous pouvez par ailleurs remplacer une partie des abricots par de la mangue, c'est délicieux.

CRÈME AU CHOCOLAT

Vegan et sans gluten

POUR 4 PERSONNES
PRÉPARATION : 10 MIN
RÉFRIGÉRATION : 4 HEURES

INGRÉDIENTS : 100 g de chocolat noir, 1 barquette de 400 g de tofu soyeux (en épicerie bio).

- Faites fondre le chocolat au bain-marie.
- Versez-le dans un saladier et mélangez-le avec le tofu soyeux à l'aide d'un mixeur plongeant.
- Répartissez dans des ramequins et réservez au moins 4 heures au frais.

POURQUOI C'EST MAGIQUE ?

Le tofu soyeux a tout pour plaire : il est pauvre en matières grasses et riche en protéines !

MON CONSEIL

L'idéal serait de patienter toute une nuit pour que la crème soit bien froide.

CRÈME AUX ŒUFS À LA VANILLE

Mini-calories

POUR 4 PERSONNES
PRÉPARATION : 20 MIN
CUISSON : 20 MIN
RÉFRIGÉRATION : 3 HEURES

INGRÉDIENTS : 50 cl de lait écrémé, 1 c. à s. de sucre de stévia, 1 gousse de vanille, 3 œufs.

- Préchauffez le four à 150 °C (th. 5) et remplissez la lèchefrite d'eau bouillante à mi-hauteur.
- Dans une casserole, faites chauffer à feu doux le lait, le sucre et la gousse de vanille ouverte en deux dans le sens de la longueur.
- Dans un bol, fouettez les œufs énergiquement. Versez doucement le lait refroidi dessus et fouettez de nouveau, sans vous interrompre.
- Versez cette crème dans quatre ramequins, déposez-les dans la lèchefrite et faites cuire au bain-marie pendant une vingtaine de minutes.
- Laissez tiédir, couvrez de film alimentaire et réservez au moins 3 heures au frais.

POURQUOI C'EST MAGIQUE ?

Cette petite douceur vous apporte moins de 120 calories par personne.

MON CONSEIL

Réalisez cette recette avec un lait végétal si vous redoutez le lactose.

FLAN AUX POMMES ET À LA CANNELLE

Mini-calories

POUR 4 PERSONNES
PRÉPARATION : 15 MIN
CUISSON : 20 MIN

INGRÉDIENTS : 3 œufs, 20 cl de lait écrémé, 2 c. à s. de cannelle moulue, 2 c. à s. d'édulcorant thermostable, 3 pommes.

- Préchauffez le four à 180 °C (th. 6).
- Mélangez au fouet dans un saladier les œufs entiers avec le lait, la cannelle et l'édulcorant.
- Épluchez les pommes, râpez-les dans le saladier et mélangez.
- Versez la préparation dans un moule à manqué en silicone et enfournez pour 20 min. Démoulez, servez tiède ou froid.

POURQUOI C'EST MAGIQUE ?

Ce dessert léger est riche en fibres douces et peu calorique.

MON CONSEIL

Si vous n'aimez pas la cannelle, remplacez-la par de l'extrait de vanille ou d'amande. Quelques gouttes suffisent pour parfumer ce dessert.

FLANS À LA FLEUR D'ORANGER OU MOUHALABIA *LIGHT*

POUR 4 PERSONNES
PRÉPARATION : 15 MIN
CUISSON : 5 MIN
RÉFRIGÉRATION : 2 HEURES

INGRÉDIENTS : 30 g de Maïzena®, 40 cl de lait écrémé, 3 c. à s. de stévia, 2 c. à s. d'eau de fleur d'oranger, quelques pistaches nature concassées (facultatif).

- Dans un bol, délayez la Maïzena® avec un peu de lait froid.
- Versez cette préparation dans une casserole avec le reste de lait et le sucre stévia, et remuez sans cesse, pendant 5 min, jusqu'à épaississement.
- Hors du feu, ajoutez la fleur d'oranger et mélangez.
- Versez dans quatre ramequins et réservez au moins 2 heures au frais.
- Servez décoré de pistaches.

POURQUOI C'EST MAGIQUE ?

Ce dessert est frais, délicieusement régressif et protéiné, pour un apport en calories très raisonnable.

MON CONSEIL

Pour changer, remplacez l'eau de fleur d'oranger par un peu de café soluble.

GRANITÉ À L'ANANAS À LA MENTHE

Ventre plat

POUR 4 PERSONNES
PRÉPARATION : 15 MIN
CONGÉLATION : 1 H 30

INGRÉDIENTS : 400 g de pulpe d'ananas, 15 g de gingembre frais, 1 jus de citron vert, 2 c. à s. de sucre stévia, quelques feuilles de menthe.

- Pelez le gingembre, coupez-le en petits morceaux.
- Pelez l'ananas et coupez-le en morceaux. Mixez-le avec le gingembre et le jus de citron, puis ajoutez le sucre et 30 cl d'eau.
- Versez la préparation dans un grand plat, mettez-le au congélateur et, au bout de 45 min, grattez la préparation avec une fourchette pour qu'elle devienne granuleuse. Remettez-la au congélateur et renouvelez l'opération, si nécessaire, jusqu'à l'obtention d'un beau granité.
- Servez le granité dans des coupes décorées de feuilles de menthe.

POURQUOI C'EST MAGIQUE ?

Pas de frustration avec ce dessert très frais, rassasiant grâce aux fibres de l'ananas.

MON CONSEIL

Réalisez ce granité avec des pommes, des oranges, du citron selon vos envies. Vous pouvez utiliser des morceaux d'ananas au naturel en barquette, mais évitez l'ananas au sirop, beaucoup trop sucré !

MOELLEUX AU CHOCOLAT ULTRA-*LIGHT*

POUR 4 PERSONNES
PRÉPARATION : 10 MIN
CUISSON : 25 MIN

INGRÉDIENTS : 100 g de chocolat noir, 2 œufs, 40 g de sucre en poudre, 35 g de farine tamisée, 1 pincée de sel.

- Préchauffez le four à 150 °C (th. 5).
- Cassez le chocolat en morceaux, puis faites-le fondre au micro-ondes ou au bain-marie.
- Cassez les œufs en séparant les blancs des jaunes.
- Fouettez le sucre avec les jaunes d'œufs jusqu'à ce que le mélange blanchisse, puis ajoutez le chocolat fondu, puis la farine.
- Battez les blancs d'œufs en neige ferme avec une pincée de sel, puis incorporez-les délicatement au mélange.
- Versez la préparation dans un moule en silicone et enfournez pour 25 min.
- Démoulez et laissez refroidir.

POURQUOI C'EST MAGIQUE ?

Ce gâteau vous offre un goût intense pour un apport calorique relativement modéré (240 calories par personne). Évitez tout de même de craquer deux fois par semaine pour ce moelleux, à réserver pour les repas de fête !

MON CONSEIL

Accompagnez de quelques fruits rouges, pas seulement pour avoir bonne conscience, mais pour les fibres et la fraîcheur.

MOUSSE À L'ORANGE

Veggie

POUR 4 PERSONNES
PRÉPARATION : 20 MIN
RÉFRIGÉRATION : 5 HEURES

INGRÉDIENTS : 5 oranges à jus bio, 2 œufs, 2 c. à s. de Maïzena®, 3 c. à s. de sucre.

- Cassez les œufs en séparant les jaunes des blancs.
- Pressez les oranges et prélevez le zeste d'une demi-orange.
- Dans un saladier, délayez la Maïzena® avec un peu de jus d'orange.
- Ajoutez le reste de jus, le zeste, les jaunes d'œufs, le sucre, et faites chauffer doucement jusqu'à ébullition, tout en remuant sans cesse.
- Lorsque la consistance devient épaisse, retirez du feu et laissez tiédir.
- Pendant ce temps, battez les blancs d'œufs en neige très ferme, puis incorporez-les délicatement à la préparation en veillant à ne pas les casser.
- Versez la mousse dans des ramequins ou de jolies coupes et réservez au moins 5 heures au frais.

POURQUOI C'EST MAGIQUE ?

Ce délicieux dessert apporte la fraîcheur, les fibres et les vitamines de l'orange, pour moins de 200 calories par personne. Un plaisir régressif à vous accorder de temps en temps !

MON CONSEIL

Essayez avec des oranges sanguines, c'est tout aussi bon.

MOUSSE AU CHOCOLAT SANS ŒUFS ET SANS CRÈME MAIS AVEC DU GOÛT !

Vegan

POUR 4 PERSONNES
PRÉPARATION : 15 MIN
RÉFRIGÉRATION : 12 HEURES

INGRÉDIENTS : 120 g de chocolat noir pâtissier, 140 g d'eau de conservation de pois chiches (récupérée de pois chiches en conserve ou cuits maison), 1 pincée de sel, 2 c. à s. de sucre stévia, 5 cl de lait d'amande.

- Coupez le chocolat en morceaux, puis faites-les à feu doux au bain-marie. Laissez tiédir.
- Dans un saladier, fouettez le jus de pois chiche et le sel avec un batteur électrique, comme des blancs en neige. Ajoutez le sucre lorsque vous voyez des pics se former. Armez-vous de patience, il faut environ deux fois plus de temps pour obtenir une consistance mousseuse et ferme qu'avec la mousse au chocolat classique.
- À l'aide d'une spatule, incorporez délicatement cette mousse au chocolat tiédi.
- Versez dans de jolies coupes et réservez au frais une nuit entière.

POURQUOI C'EST MAGIQUE ?

L'aquafaba, nom donné à l'eau de cuisson d'une légumineuse (ici, le pois chiche), est un excellent substitut au blanc d'œuf et permet, dans cette recette, de savourer une délicieuse mousse même lorsque l'on ne supporte pas les œufs ou que l'on a adopté un régime vegan.

MON CONSEIL

Vous pouvez aussi faire une mousse à partir d'une aquafaba maison en cuisant vous-même les pois chiches ; votre mousse n'en sera que meilleure ! Et, bien sûr, utilisez les légumineuses pour vous régaler, par exemple avec de la soupe de pois chiches (voir recette p. 97).

POIRES POCHÉES À LA CANNELLE

Veggie et mini-calories

POUR 4 PERSONNES
PRÉPARATION : 10 MIN
CUISSON : 15 MIN

INGRÉDIENTS : 4 poires bien mûres, 1 sachet de thé Earl Grey, 1 gousse de vanille, 1 citron, 1 c. à s. de miel d'acacia, 4 c. à c. de cannelle en poudre.

- Faites infuser le thé dans une grande casserole avec la gousse de vanille.
- Pressez le citron.
- Ajoutez le jus de citron et le miel dans la casserole, et retirez le sachet de thé.
- Épluchez les poires et retirez le cœur et les pépins avec un vide-pomme. Plongez les poires dans le sirop et faites-les cuire pendant 15 min, à feu doux.
- Dressez les poires debout dans des coupes et saupoudrez-les de cannelle. Servez chaud ou tiède.

POURQUOI C'EST MAGIQUE ?

Moins de 80 calories par personne pour ce dessert hivernal réconfortant, et des fibres douces pour ménager l'appareil digestif. Que demander de plus ?

MON CONSEIL

Pour que les poires se tiennent droites dans les coupes, coupez une petite lamelle à la base de chaque fruit. Si vous n'aimez pas le miel, ou si vous êtes vegan, remplacez-le par du sirop d'agave.

RIZ AU LAIT D'AMANDE ET LITCHIS

Vegan

POUR 4 PERSONNES
PRÉPARATION : 30 MIN
RÉFRIGÉRATION : 30 MIN

INGRÉDIENTS : 1 litre de lait d'amande, 1 gousse de vanille, 60 g de sucre stévia, 130 g de riz rond, 1 barquette de litchis frais.

- Faites chauffer le lait d'amande dans une casserole avec la vanille ouverte en deux dans le sens de la longueur.
- Portez à ébullition et versez le sucre, puis le riz.
- Baissez le feu, mélangez bien et faites cuire environ 20 min.
- Dénoyautez les litchis, coupez-les en deux et déposez-les dans le fond de quatre verrines, puis recouvrez-les de riz au lait.
- Réservez au frais avant de servir.

POURQUOI C'EST MAGIQUE ?

Le riz est nourrissant et digeste, le lait d'amande est peu calorique et riche en vitamines, de même que les fruits, qui apportent aussi des fibres.

MON CONSEIL

Remplacez les litchis par d'autres fruits frais – attention, pas de fruits au sirop, beaucoup trop sucrés.

SALADE D'ORANGES À LA CANNELLE ET AUX NOIX

POUR 4 PERSONNES
PRÉPARATION : 30 MIN
RÉFRIGÉRATION : 1 HEURE

INGRÉDIENTS : 5 oranges juteuses, 8 cl d'eau de fleur d'oranger, 1 c. à c. de cannelle en poudre, 80 g de noix grossièrement hachées, 3 brins de menthe fraîche.

- Pelez 4 oranges à vif et émincez-les en tranches de 5 mm. Retirez tous les pépins, ainsi que les parties blanches. Pressez la cinquième orange et réservez.
- Disposez les tranches d'oranges en spirale dans un plat.
- Ajoutez le jus d'orange et l'eau de fleur d'oranger. Couvrez de film alimentaire et mettez au réfrigérateur pendant 1 heure minimum.
- Avant de servir, saupoudrez de cannelle et de noix hachées, et décorez de menthe ciselée.

POURQUOI C'EST MAGIQUE ?

Peu caloriques, les oranges sont bourrées de vitamine C, précieuse pour être en forme, surtout en hiver.

MON CONSEIL

Pour changer, réalisez ce dessert avec des oranges sanguines et une poignée de noisettes concassées, un délice !

PANNACOTTA FRAMBOISE

POUR 4 PERSONNES
PRÉPARATION : 15 MIN
RÉFRIGÉRATION : 4 HEURES

INGRÉDIENTS : 30 cl de lait de soja, 30 cl de crème allégée, 1 c. à s. de sirop d'agave, 4 feuilles de gélatine, 1 barquette de framboises, quelques feuilles de menthe.

- Dans une casserole, faites chauffer le lait de soja avec la crème et le sirop d'agave. Réservez.
- Trempez les feuilles de gélatine dans un bol d'eau froide pour les réhydrater. Au bout de 5 min, essorez-les dans une passoire.
- Versez les feuilles dans la préparation à la crème et mélangez bien.
- Transvasez dans quatre ramequins, puis recouvrez les ramequins de film alimentaire.
- Réservez au frais pendant 4 heures minimum.
- Servez avec les framboises et décorez de feuilles de menthe.

POURQUOI C'EST MAGIQUE ?

Moins de 80 calories par personne pour un dessert frais et raffiné.

MON CONSEIL

Remplacez les framboises par des petites fraises Mara des bois, très parfumées.

SALADE DE CLÉMENTINES AU LAIT DE COCO

Low Fodmap

POUR 4 PERSONNES
PRÉPARATION : 15 MIN
RÉFRIGÉRATION : 3 HEURES

INGRÉDIENTS : 4 clémentines, 1 citron vert, 15 cl de lait de coco, 1 c. à c. de sirop d'agave.

- Pelez les clémentines et détachez les segments. Déposez-les dans un saladier.
- Pressez le citron et arrosez les clémentines avec le jus obtenu.
- Versez le lait de coco et le sirop d'agave, et mélangez bien.
- Réservez au frais 3 heures, puis répartissez dans des verrines.

POURQUOI C'EST MAGIQUE ?

Ce dessert apporte une bonne quantité de vitamine C.

MON CONSEIL

Le sirop d'agave a un fort pouvoir sucrant (3 fois supérieur au sucre en poudre), aussi limitez-vous autant que possible à 1 cuillerée à café. D'un goût neutre, il se marie très bien avec le lait de coco.

SALADE DE FRAISES AU CITRON VERT ET À LA PISTACHE

POUR 4 PERSONNES
PRÉPARATION : 10 MIN

INGRÉDIENTS : 700 g de fraises, 1 gros citron vert non traité, 1 grosse poignée de pistaches nature concassées.

- Lavez et équeutez les fraises, puis coupez-les en deux.
- Lavez le citron vert, râpez le zeste, puis mélangez-le aux fraises.
- Dressez dans des coupelles et parsemez de pistaches concassées.

POURQUOI C'EST MAGIQUE ?

Très peu calorique et très rafraîchissant, ce dessert est un cocktail de vitamine C.

MON CONSEIL

Saupoudrez les fraises d'un peu d'édulcorant en poudre si ce dessert est trop acide pour vous.

SEMIFREDDO AU CITRON

Low Fodmap et mini-calories

POUR 4 PERSONNES
PRÉPARATION : 20 MIN
CONGÉLATION : 4 HEURES

INGRÉDIENTS : 500 g de fromage blanc à 0 % de MG, 2 citrons, 1 blanc d'œuf, 30 g de sucre.

- Pressez les citrons. Versez le jus dans un saladier et ajoutez le fromage blanc. Fouettez et réservez.
- Montez le blanc d'œuf en neige bien ferme et versez le sucre progressivement, tout en continuant à battre.
- Incorporez délicatement le blanc en neige au fromage blanc et versez la préparation dans quatre ramequins individuels.
- Réservez au congélateur 4 heures.
- Démoulez sur des assiettes à dessert ou servez dans les ramequins.

POURQUOI C'EST MAGIQUE ?

C'est léger, rafraîchissant, parfumé et très peu calorique. Moins de 100 calories par personne, on ne va pas y résister !

MON CONSEIL

Pour changer, réalisez ce dessert avec des oranges.

SOUPE FROIDE DE NECTARINES À LA VERVEINE

Mini-calories

POUR 4 PERSONNES
PRÉPARATION : 15 MIN
CUISSON : 5 MIN
RÉFRIGÉRATION : 2 HEURES

INGRÉDIENTS : 4 nectarines, 1 citron vert, 1 petit morceau de gingembre, 40 cl d'eau, 3 c. à s. de sucre stévia, 5 brins de verveine fraîche (ou séchée).

- Pressez le citron vert. Pelez et râpez le gingembre.
- Pelez les nectarines, dénoyautez-les et coupez-les en lamelles. Disposez-les dans un plat creux.
- Préparez le sirop en portant à ébullition 40 cl d'eau mélangés à l'édulcorant. Retirez du feu, ajoutez le jus de citron, le gingembre et la verveine, puis couvrez et laissez infuser pendant 10 min. Versez le sirop sur les lamelles de nectarines et laissez refroidir.
- Couvrez le plat de film alimentaire et réservez 2 heures au frais.
- Dressez dans de jolis bols ou dans des verrines et savourez !

POURQUOI C'EST MAGIQUE ?

Très peu de calories pour ce dessert très frais qui apporte une bonne quantité de fibres.

MON CONSEIL

Variez cette recette avec des pêches, des pêches de vigne ou encore des poires.

TABLE DES MATIÈRES

Achevé d'imprimer en Espagne
par BlackPrint CPI Ibérica S.L.
Sant Andreu de la Barca (08740)
Dépôt légal : mai 2017